编委会

编写目的

本书面向广大基层医生，以相对通俗易懂的文字、视频和图片介绍按摩疗法的基础知识、技术方法及临床应用，使得基层医生能快速掌握按摩疗法，防治常见疾病，造福广大基层患者。

《基层医生适宜技术培训教材》由中国中医科学院培训中心、北京华佗职业培训学校联合推广。

序

随着我国小康社会的全面实现，建设健康中国已被纳入国家发展战略规划。《国务院办公厅关于深化医教协同进一步推进医学教育改革与发展的意见》指出："要对在岗基层卫生人员加强全科医学、中医学基本知识技能和适宜技术培训。"

基层医疗体系是整个公共卫生服务和基本医疗的"网底"，基层医生所肩负的医疗责任也格外重大。而面对基层巨大的健康需求，如何确保广大居民健康得到切实的保障，与基层医生自身医疗水平密切相关。基层医生是我国基层卫生服务主体，承担着全国基层最基本的医疗、预防、保健及健康宣传等卫生服务工作，在改善基层卫生状况中扮演着重要角色。提高基层医生继续教育质量与专业技术水平，成为基层卫生培训工作的重要内容。加强对基层医生的继续教育，切实提升基层医生临床服务能力势在必行。编写一套规范科学、系统全面、深入浅出、通俗实用的基层医生专用的系列教材迫在眉睫。

为满足基层医生的培训教育的需求，中医古籍出版社组织编写了《基层医生适宜技术培训教材》，本丛书将目前临床常用、疗效显著、便于推广应用的中医适宜技术，分为6册，包括《针刺疗法》《艾灸疗法》《拔罐疗法》《按摩疗法》《刮痧疗法》《穴位贴敷法》。参与本丛书编写的作者，均为长期工作在教学、临床一线的骨干人员，他们多年的临床经验和方法技巧在书中都有充分体现。与同类书相比，本书理论言简意赅，技术突出精要，形式开放新颖。

本书在撰写过程中，围绕基层医疗服务的刚需及短板，充分考量基层医生知识结构、学习习惯和工作特点，技术内容凸显中医特色（简、便、廉、验）；独创了图文、视频相结合的表现形式，便于利用互联网进行移动媒体传播，尽量为工作繁重的基层医生提供可视化、可模仿、可操作的学习内容及方式。体现了系统性、科学性、针对性、实用性及易学性。目的就是帮助基层医生在实践中能够系统地运用所学的医学知识，有效的为民众提供健康服务，使基层医疗服务体系在健康中国战略规划的落地实施中发挥应有的作用。

中国中医药信息学会会长

原国家中医药管理局副局长

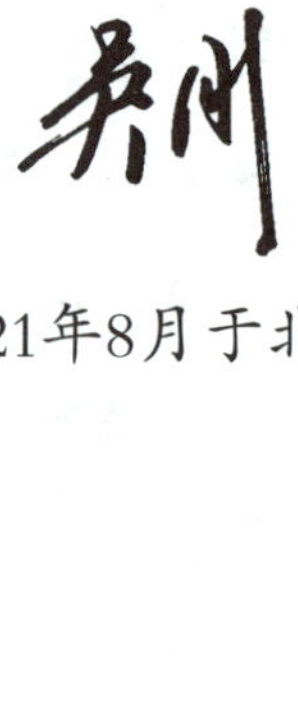

2021年8月于北京

目 录

第一章 基础篇

第二章 技法篇

第三章 应用篇

第一章

基础篇

第一节 按摩疗法定义

按摩疗法是中国传统医学的重要组成部分，属于非药物自然疗法，又称为“推拿”。该疗法发展历史悠久，至今已传承上千年，是一种备受老百姓欢迎的中医外治法。自古以来，中医按摩技师在养生保健、治疗疾病时，主要以中医理论为基础，运用传统的按、摩、推、拿、揉、捏、点、拍等形式多样的特色手法，作用于受术者的经络穴位、皮肤肌肉等部位，以达到祛除疾病、保健养生的目的。

恩格斯在《自然辩证法》中说道：“实际上，史前的人就已经知道了摩擦生热，因为他们在十万年前就发现了摩擦取火，甚至在更早的时候，就学会了用摩擦来温暖冷冻了的肢体。”也就是说，早在原始社会时期，人类就通过不断的实践，明白了摩擦可以温暖受寒的肢体，抚摸按揉可以消肿止痛，拍击胸背可以止咳平喘……随着这些经验不断的积累和总结，最终形成了运用手法防治疾病的医学——手法医学。也就是说，以中医按摩为代表的手法医学，源自人类几千年来生存经验的积累，是伴随人类的出现而同时产生的。而且，手法医学的出现要早于药物、针灸甚至砭石的使用，毫无疑问是人类最古老的一门医术。

世界上许多国家都存在类似于中医按摩的手法医学，如日本、美国、印度、泰国等等都有自己独特的手法治疗技术，而中医按摩与他们的区别主要是以下三条：①特定的文化背景；②特殊的理论体系；③特别的治疗方法。中医按摩主要是以中华文化为背景，基于中医阴阳五行、天人合一、辨证论治等基本理论，特别是在中医特殊的经络腧穴理论体系下，采用流传上千年的传统手法来防治疾病的手法医学，是中医独有的外治疗法。

几千年来，按摩疗法主要流传于民间。在该技术的发展过程中，传承者们通过不断的积累、沉淀，升华其治疗经验，使得按摩疗法日趋完善。特别是建国之后，各大中医院校已经形成完善的按摩推拿教学、临床体系，并通过不断地接触现代医学和外来技术，来加快技术的传承与发展。同时，随着人们生活水平和健康认识的不断提高，按摩推拿疗法以其实用性、方便性和有效性，日益受到广大医疗保健工作者和众多家庭的重视和喜爱，成为国内外医疗保健、防治疾病的一种重要疗法和一项不可替代的中医特色外治法。

第二节 按摩疗法简史

一、起源

毋庸置疑，按摩源自人类的生存本能，这种现象在世界各国文明发展过程中都有存在。原始社会，人类在繁重艰苦的劳动生产过程中，容易发生损伤和病痛，会不自觉地用手抚摸、拍打伤痛局部及其周围，当这种抚摸、拍打使疼痛减轻后，人类就开始不断地从中积累经验，逐渐由这种自发的本能行为，发展到自觉的医疗保健行为。然而与其他手法医学不同的是，作为最早被人们使用的医疗保健技术之一，按摩技术在不断的实践中发现人体存在经络系统，并将经络腧穴作为其主要施术部位。

随着原始社会的瓦解和奴隶社会的形成，按摩技术也逐渐发展成为一门学科。从考古发现的殷墟甲骨卜辞中记载：“卜辞”中有名的医师都是从事按摩的，而且出现了“面摩”“干沐浴”等按摩方法，可见该时期按摩已成雏形。

二、发展

据文献记载，按摩技术早在春秋战国之前，就已成为医术的一种，并于秦汉时期盛行，以防病延年。不论是道德诗篇《孟子》中的“为长者折支”，还是中医四大经典之首的《黄帝内经》均有按摩的记载。另外1973年出土的长沙马王堆西汉帛画《导引图》描绘的44种导引姿势中，就有捶背、抚胸、按腰等动作图形，这是目前有关自我保健按摩的最早记载。并且《金匮要略》《养生延命录》《肘后救卒方》等文献中都从概念、方法、治疗思路等不同角度，记载了按摩医术的发展过程。

三、兴盛

在隋唐时期，中医的传承形成了一套正统的发展体系，隋朝政府设立的医疗教育机构——太医署便是这个体系的核心，在太医署中按摩科设置就有按摩博士、按摩师、按摩生等职位。

隋唐时期是按摩发展的鼎盛阶段，民间盛行自我养生保健按摩和膏摩，并整理了不少应用于养生健身和预防疾病的方法。隋唐太医署有关按摩专科及其人员等级职称的设置，为确立按摩在中医学中的地位、开创按摩医学教育和促进按摩医学的发展奠定了坚实基础。

然而，在宋代由于历史原因，按摩医学的从业被官方取缔，按摩从业者们流落于民间，按摩医学得到进一步发展。宋《圣济总录》第四卷治法篇有按摩疗法的专论，肯定了保健按摩的补养作用，宋代的导引术还结合了武术，形成了多种强身治病的练功法。

四、波折

明代是按摩沉沦与重新振兴的重要时期，明初，太医院恢复了被宋代取消的按摩科，按摩疗法又得到重视。1571年，按摩科被再次撤销。1576年，在张四维《医门秘旨》一书中首次出现了“推拿”一词。此后，按摩推拿医学在这一形势下向几个方向分化：以“正骨手法”的名义立足于正统医学的正骨科，对小儿的按摩治疗以“小儿推拿”的名义在民间发展。值得一提的是“小儿推拿”在当时繁荣发展，形成了相对完善的治疗小儿疾病的按摩推拿体系，并传承至今。

五、复兴

清代继续推动小儿推拿和正骨推拿技术的蓬勃发展，并使之日趋完善。而近代，由于政治原因，我国按摩推拿在短时间内流于民间发展，开始形成地区性的按摩推拿流派，如一指禅推拿流派、内功推拿流派、脏腑点按流派、腹诊推拿流派等。这些流派除了治疗外，也有一些保健按摩的特殊操作方法及操作程序，以上这些均推动了现代按摩疗法的复兴和发展。

六、现状与趋势

随着现代经济的发展，人们日益重视保健养生、防病治病，同时，各类按摩学校和按摩机构不断发展壮大，于是在现代社会中，掀起了一股回归自然、崇尚天然的潮流，使得按摩疗法在现代人的生活中，逐渐占据重要地位。而现代按摩疗法更趋实用性、科学性，必将随着时代的进步和历史的发展而不断地发展完善，并将继续为人类的医疗保健事业做出应有的贡献。

第三节 按摩的主要作用

按摩疗法主要是通过各类特色按摩手法不断刺激人体体表的特定部位或穴位，以达到防病治病的目的，主要包括疏通经络、行气活血、滑利关节、调整脏腑功能、增强人体抗病能力等作用。

一、疏通经络

中医学理论认为，经络是人体气血运行的通路，每一条经脉既联系内脏器官，同时又联络体表各处，像网络一样将人体各部连成一个统一、协调而稳定的有机整体，与现代医学中的神经系统、循环体系有异曲同工之妙。当经络的生理功能发生障碍，就会导致气血失调，不能行使正常的功能，故而百病丛生。按摩疗法主要通过作用于体表经络腧穴，引起局部经络反应，激发和调整部分甚至是全身经气变化，以达到疏通经络的作用，或通过经络循行路线，影响其所络属的脏腑、组织的功能活动，从而调节机体的生理、病理状态，达到防病治病的目的。

二、行气活血

从物质角度来讨论人体，中医认为气血是构成人体的基本物质，是脏腑、经络、组织器官进行生理活动的基础。人体的一切组织都需要气血的供养和调节才能发挥作用，从而促进人体的生长发育和正常的生理活动。所以说，人体疾病的发生、发展都与气血运行功能的失常有关，而按摩疗法具有调和气血，促进气血运行的作用，其作用途径主要是疏通经络、行气活血。

三、滑利关节

关节属筋骨范畴，也需要气血的温煦濡养才能保证其正常运作。筋骨损伤必定累及气血，致脉络受损，气滞血瘀，发为肿痛，影响肢体的正常活动。按摩疗法滑利关节的作用主要表现在三个方面：一是促进局部气血运行，消肿祛瘀，改善局部营养，促进新陈代谢；二是松解粘连；三是纠正筋出槽、骨错缝，从而起到滑利关节的作用。

四、调整脏腑功能

中医所指脏腑是指维持人体生命活动的主要器官，按摩疗法具有调整脏腑功能的作用，主要是通过各种手法刺激体表，直接影响脏腑功能，以及经络与脏腑间的联系来实现的。

五、增强人体抗病能力

传统医学和现代医学都一致认为：只要机体有充分的抗病能力，致病因素就不能使机体发病，即“正气存内，邪不可干”。人体之所以会发生疾病，就是因为机体的抗病能力处于相对劣势，邪气乘虚而入导致。按摩疗法能增强人体的抗病能力，具有扶正祛邪的作用。比如，按摩疗法可以通过增强人体免疫力，而有效预防感冒。该疗法也可通过刺激经络，直接激发甚至增强机体的正气，并通过疏通经络、调和气血，有利于正气发挥其正常御邪作用，从而使机体的免疫抗病能力处于最佳状态。

综上所述，按摩疗法的作用是彼此关联、密不可分的。该疗法主要通过疏通经络、行气活血、滑利关节、调整脏腑功能、增强人体抗病能力等作用，以调和阴阳，使机体处于“阴平阳秘，精神乃和”的正常生理状态，最终达到养生保健、防病治病的目的。

第四节　适应证

随着按摩学科的迅速发展，按摩的适应证也在逐渐扩大，按摩可作为主要或辅助的治疗手段，广泛应用于骨伤、内、外、妇、儿、五官等各科。

一、骨伤科病症

急慢性损伤，如全身各处关节扭伤、肌肉损伤、肌肉劳损等；关节脱位、复位后关节粘连、僵硬及软组织挛缩；某些骨关节病所致肢体疼痛，活动受限者，如颈椎病、腰椎间盘突出症、膝骨性关节炎、退行性脊柱炎等。

二、内科病症

感冒、咳嗽、哮喘、中风、眩晕、高血压、胃脘痛、呕吐、呃逆、泄泻、胃下垂、便秘、郁证、不寐、胁痛、头痛、癃闭、淋证、遗精、阳痿、消渴、痹证、痿证等。

三、外科病症

各种关节置换术后、腹部手术后肠粘连、慢性前列腺炎、慢性阑尾炎、下肢静脉曲张等。

四、妇科病症

月经不调、痛经、闭经、绝经前后诸证、带下证、妇人腹痛、产后身痛、产后缺乳、乳痈、乳癖、子宫脱垂等。

五、儿科病症

脑瘫、咳嗽、发热、泄泻、呕吐、疳积、佝偻病、肌性斜颈、夜啼、遗尿、小儿麻痹后遗症、臂丛神经损伤、斜视、桡骨头半脱位、脱肛等。

六、五官科病症

近视、麻痹性斜视、眼睑下垂、溢泪症、颞颌关节紊乱症、咽喉炎、鼻窦炎、牙痛、喉瘖等。

第五节　禁忌证

按摩的禁忌证包括以下几个方面：

1. 各种急性传染病；
2. 各种恶性肿瘤的局部；
3. 皮肤破损、皮肤病的病损局部；
4. 血液病或有出血倾向者；
5. 各种感染性化脓性疾病和结核性关节炎；
6. 严重心、脑、肺、肾等器质性疾病，胃或十二指肠溃疡病急性穿孔者；
7. 严重的不合作的精神类疾病患者；
8. 年老体弱的危重病患者；
9. 急性脊柱损伤或伴有脊髓压迫症状者；
10. 原因不明、未予明确诊断的疼痛、发热、眩晕等症状的患者；
11. 剧烈运动后、饥饿或极度劳累及体质极度虚弱者；
12. 妇女在妊娠期，其腰骶部和腹部不宜按摩治疗。

第二章

技法篇

第一节 常用按摩手法

一、揉法

操作者用手掌、大鱼际、手指螺纹面或前臂等部位着力，吸附于受术者体表，带动该处的皮下组织做轻柔缓和的环旋揉动，称为揉法。

动作要领

1. **术者姿势** 肩臂、肘、腕关节放松。

2. **基本动作** 前臂主动做回旋运动，带动腕、掌或指做环旋转动，并带动该处的皮下组织。

3. **基本要求** 压力轻柔，动作节律均匀，揉动幅度由小到大，频率适中，约为120～160次/分。

4. 具体操作

（1）指揉法：术者用拇指或其他手指的螺纹面着力，前臂主动运动带动腕及手指做轻柔缓和的环旋揉动（见图/视频2-1）。

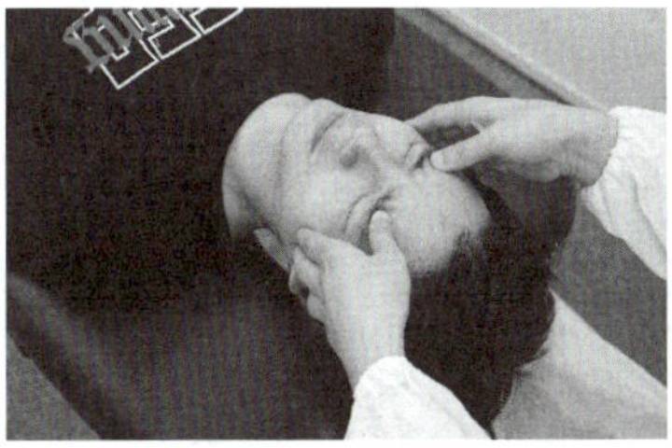

图/视频2-1 指揉法

（2）掌揉法：术者可用单掌或双手掌相叠，用掌根着力，使用前臂带动腕关节进行环旋揉动（见图/视频2-2）。

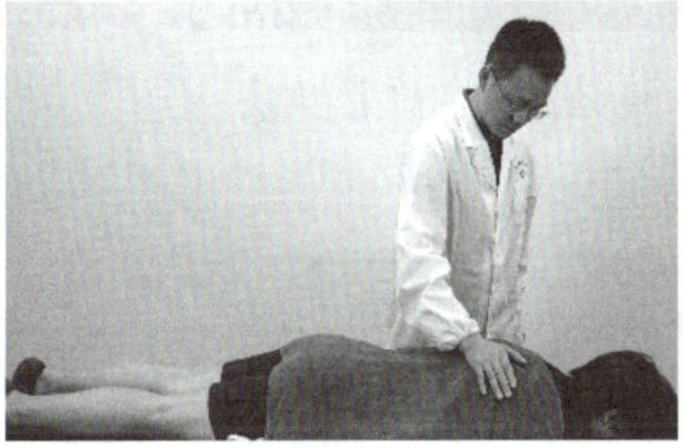

图/视频2-2 掌揉法

（3）大鱼际揉法：术者用稍凸起的大鱼际着力，通过前臂的摆动带动手腕及大鱼际在手术部位上进行连贯揉动（见图/视频2-3）。

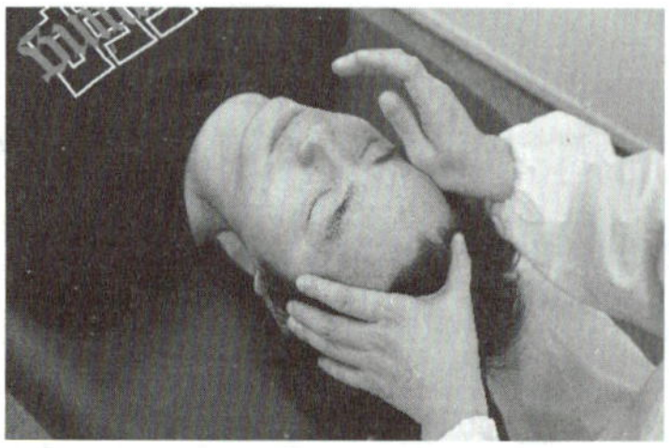

图/视频2-3　大鱼际揉法

（4）前臂揉法：术者用前臂尺侧部肌肉丰厚处着力，通过肩关节小幅度环转摇动，带动吸附好的前臂在受术部位上做环旋揉动（见图/视频2-4）。

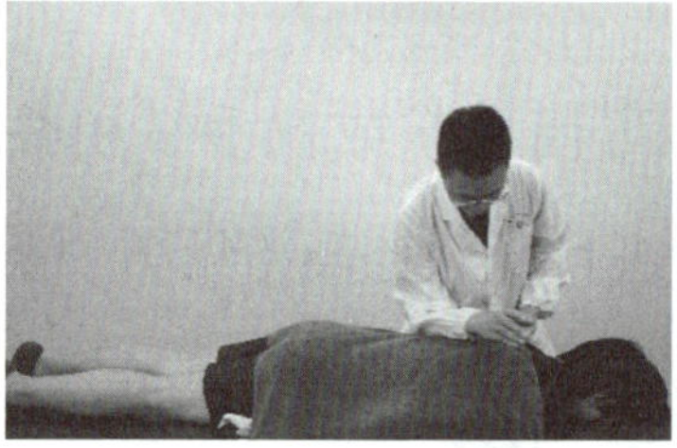

图/视频2-4　前臂揉法

注意事项

1. 操作时要吸定体表，不能在皮肤表面上有明显过多的摩擦或滑动；
2. 动作柔和，腕部、手部不可僵硬，不可用强力蛮力下压。

临床应用

揉法轻柔缓和，刺激量小，为常用的放松和保健手法。

指揉法多用于全身穴位，大鱼际揉法适用于头面部，掌揉法多用于腰背、臀部及四肢肌肉较为丰厚的部位，前臂揉法适用于背腰部及大腿后侧。

二、点按法

操作者以指、掌、肘或肢体其他部分为着力点，垂直施力于患者体表一定的部位或穴位上，包括点法和按法。其中，点法以拇指指端或手指的第一指间关节的屈曲突出部分为着力点，施力于一定的穴位或部位上，刺激强度较按法大；按法以指、掌、肘或肢体其他部分为着力点，逐渐用力下压，并保持一定时间，按而留之，刺激强度较点法小。

（一）按法

操作者用指、掌、肘或肢体其他部分着力，按压在患者体表一定的部位或穴位上，逐渐用力下压，并保持一定时间，按而留之，称为按法。

动作要领

1. 术者姿势 肩臂、肘、腕关节放松。

2. 基本动作 着力部位紧贴体表，用力方向与体表垂直，按而留之，使刺激充分透达到机体组织的深部。

3. 基本要求 力量由轻到重，稳而持续，按压部位要准确，以得气为度，使病人有酸、胀、热、麻等感觉。

4. 具体操作

（1）指按法：拇指伸直，用拇指指面着力于经络穴位上，垂直向下按压，其余四指张开起支持作用，并协同助力（图/视频2–5）。

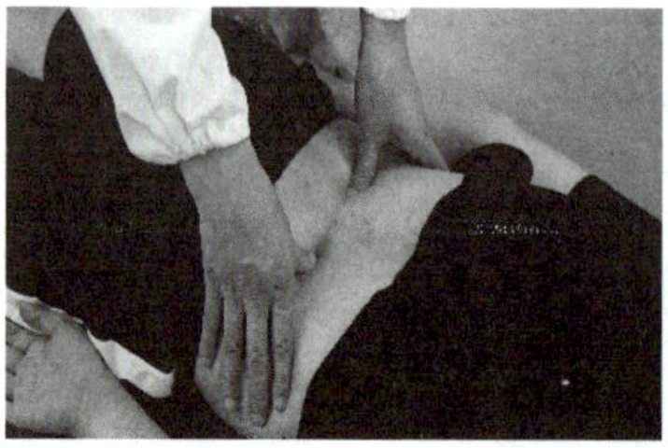

图/视频2–5　指按法

（2）掌按法：腕关节背伸，用掌面或掌根着力进行按压。若欲增加按压力量，可将双掌重叠进行按压，或将肘关节伸直，并使身体略前倾，以借助上身体重量增加按压力量（图/视频2–6）。

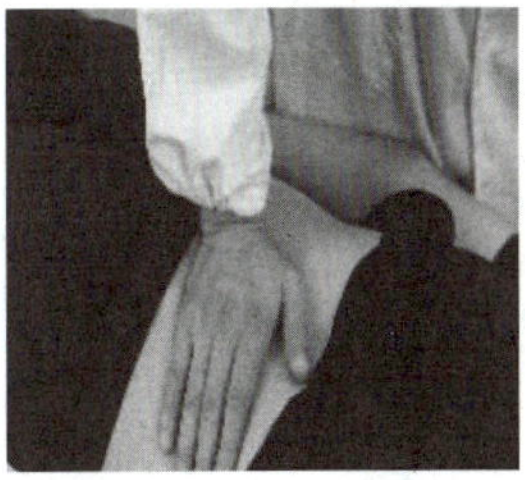

①单掌按法

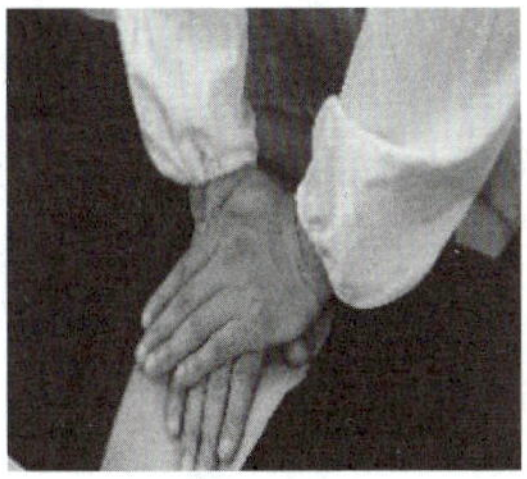

②叠掌按法

图/视频2-6　掌按法

（3）肘按法：肘关节屈曲，用肘尖（即尺骨鹰嘴突起部）着力进行按压（图/视频2-7）。

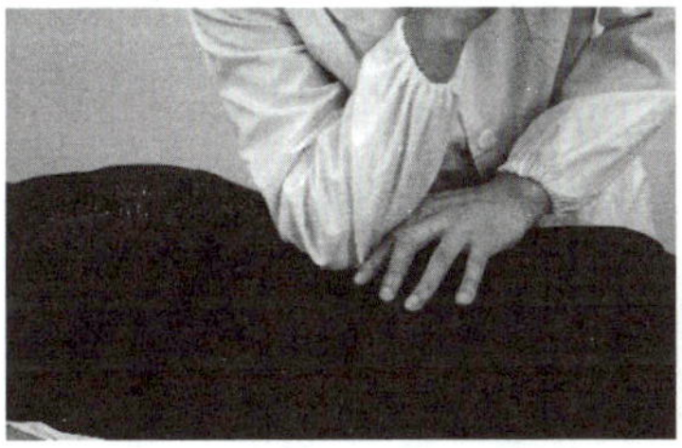

图/视频2-7　肘按法

注意事项

1. 动作柔和，腕部、手部不可僵硬，不可用蛮力下压；
2. 按压时，施力方向要垂直向下，着力部位不可移动；
3. 按压时间一般根据按压力量、患者体质、病情、取穴主次及治疗部位的特点，选择持续数十秒或数分钟；
4. 按压胸背或脊柱时，患者应自然呼吸，不能屏气，且不宜说话；

5. 在按法结束时，不宜突然放松，应当慢慢地减轻按压的力量。

临床应用

按法刺激量中等而舒适，具有较好的缓急止痛、补虚泻实、温中散寒的作用，常用于治疗各种软组织疼痛。

指按法多用于全身各部的腧穴，掌按法常用于腰背部、胸腹部等面积较大而平坦的部位，肘按法适用于臀部、腰骶部等肌肉丰厚处。

（二）点法

操作者以拇指指端或拇指、食指、中指的第一指间关节的屈曲突出部分为着力点，施力于一定的穴位或部位上，按而压之，称为点法。

动作要领

1. **术者姿势** 肩臂、肘、腕关节放松。
2. **基本动作** 着力部位紧贴体表，施力方向与体表垂直。
3. **基本要求** 力度由轻渐重，由浅入深，向肢体内渗透，使患者有较强的酸胀感。

4. 具体操作

（1）拇指指端点法：拇指伸直，用拇指端点压一定部位（图/视频2-8）。

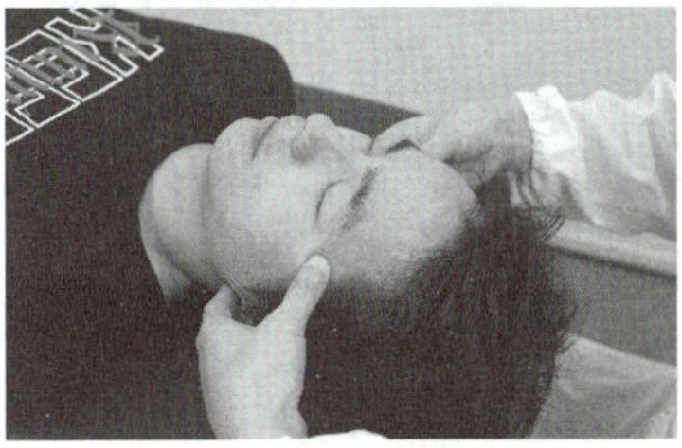

图/视频2-8　拇指指端点法

（2）屈拇指点法：拇指屈曲，用拇指指间关节桡侧点压一定部位，操作时可用拇指端抵在食指中节外缘，以助力（图/视频2-9）。

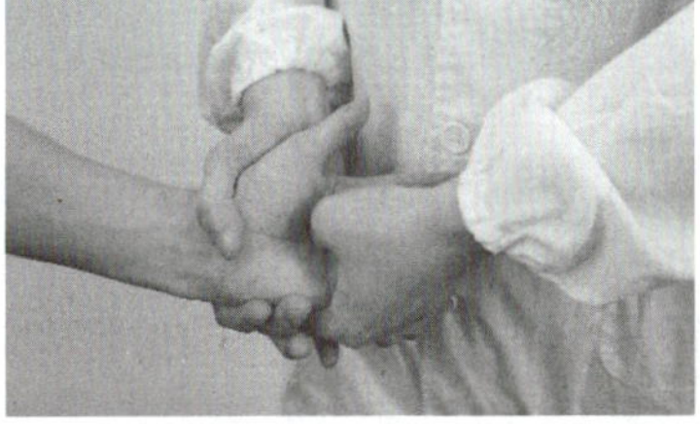

图/视频2-9　屈拇指点法

（3）屈食指点法：食指屈曲，其他手指相握，用食指第一指间关节突起部分点压一定部位。操作时，可用拇指末节内侧缘紧压食指指甲部，以助力（图/视频2-10）。

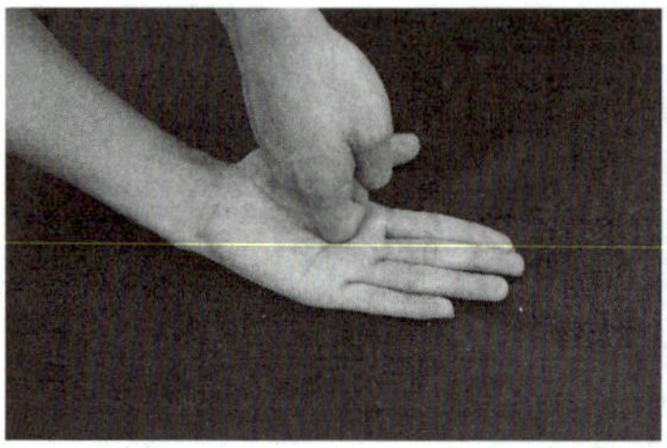

图/视频2-10　屈食指点法

注意事项

1. 用拇指指端点法时，拇指螺纹面必须紧贴食指桡侧缘，以免用力过度而扭伤拇指指间关节；

2. 术者要修剪指甲，以防损伤患者皮肤；

3. 使用点法时，要根据患者病情和体质酌情施术，在操作过程中要注意病人反应。

临床应用

点法刺激量大，具有较强的解痉止痛的作用，对各种疼痛性疾病有较好的治疗作用。拇指指端点法可用于全身各部腧穴，屈拇指点法、屈食指点法多用于腰臀部穴位及骨缝处。

三、捏拿法

操作者用大拇指与其余手指的指面相对，对称地施力于一定穴位或部位上，并有节律地做一紧一松的挤捏动作，包括捏法和拿法。其中，捏法用拇指与其余手指的指面相对，挟持住治疗部位，相对用力，做一紧一松的挤捏动作，并逐渐移动；拿法用大拇指和食、中两指，或用大拇指和其余四指，相对用力，作节律性一紧一松提捏动作，即“捏而提起谓之拿”。

（一）捏法

操作者用拇指与其余手指的指面相对，挟持住一定治疗部位，相对用力做一紧一松的挤捏动作，并逐渐移动，称为捏法。

动作要领

1. **术者姿势** 肩臂、肘、腕关节放松。

2. **基本动作** 拇指与其余手指的指面相对，挟持住一定治疗部位，用指面挤捏肌肤，以增加接触面。

3. **基本要求** 用力要均匀而柔和，腕、指关节的活动要灵活、协调，一紧一松的挤捏动作要均匀连贯而有节律，移动宜缓慢，并循序往返，操作频率为60～160次/分钟。

4. 具体操作

（1）三指捏法：用拇指和食、中指指面相对用力挤压（图/视频2–11）。

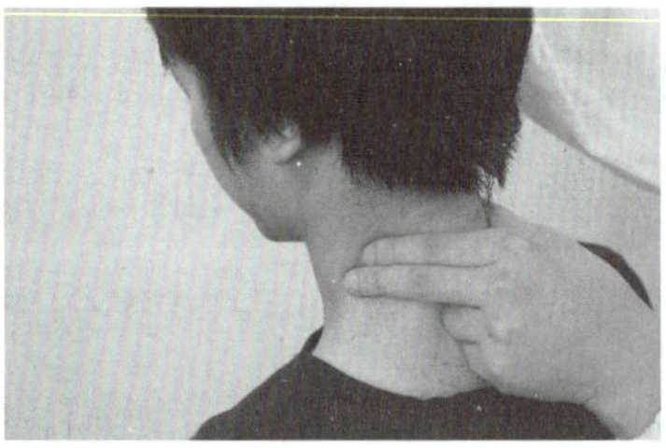

图/视频2–11　三指捏法

（2）五指捏法：用拇指和其余四指相对用力挤压（图/视频2–3–1–2）。

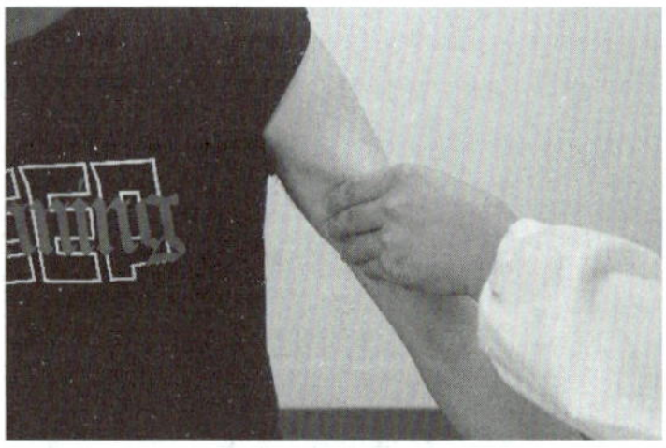

图/视频2–12　五指捏法

（3）捏脊法：术者用拇指指端顶住皮肤，食、中两指指面前按，三指同时用力提拿皮肤，双手交替捻动向前推进；或食指屈曲，用食指中节桡侧顶住皮肤，拇指指腹前按，两指同时用力提拿皮肤，双手交替捻动向前推进（图/视频2–13）。

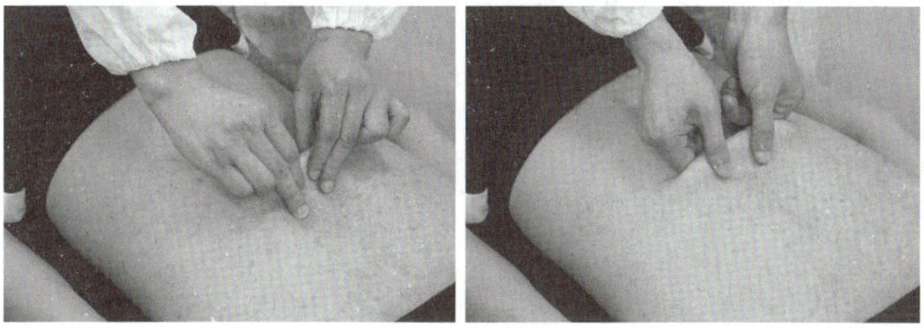

①三指捏脊法　　②二指捏脊法

图/视频2-13　捏脊法

注意事项

1. 捏挤的力量和面积大小，据治疗部位的外形和病情而确定；

2. 一般用于消除肿痛者，用力宜轻，时间宜长；用于消除肌肉痉挛，则用力宜重，时间宜短；

3. 用拇指和食、中指指面，或用拇指和其余四指夹住肢体或肌肤，做相对用力挤压，随即放松，再用力挤压，并循序移动；

4. 不可用指甲掐压皮肤；

5. 移动应按经络、穴位或肌肉外形轮廓循序进行。

临床应用

捏法刺激量柔和，具有放松肌肉、活血通络的作用，是常用的放松手法。

捏法可用于颈项部、四肢部等，应用于脊柱区时称之为“捏脊”，具有调节脏腑生理的功能，可用于小儿、成人慢性病的调养和保健康复。

（二）拿法

操作者用大拇指和食、中两指，或用大拇指和其余四指，做对称性相对用力，在一定穴位或部位上进行节律性的一紧一松的提捏动作，称为拿法。

动作要领

1. 术者姿势 肩臂放松，手腕灵活。

2. 基本动作 用大拇指和食、中两指，或用大拇指和其余四指，作对称性相对用力，以腕关节和掌指关节活动为主，指面着力。

3. 基本要求 施力由轻而重，再由重而轻，捏而提起，提捏动作要连贯有节奏。

4. 具体操作

（1）三指拿法：用拇指和食、中指着力提捏（图/视频2-14）。

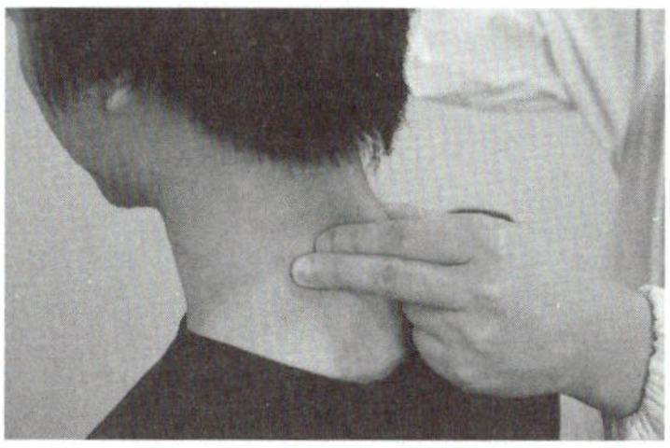

图/视频2-14 三指拿法

（2）五指拿法：用拇指和食、中、无名、小指着力提捏（图/视频2-15）。

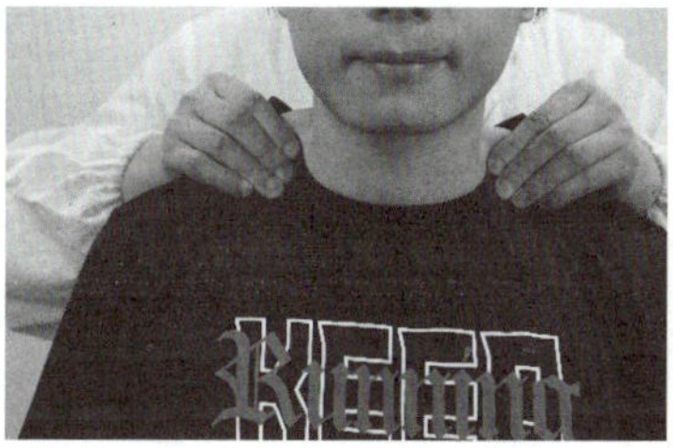

图/视频2-15 五指拿法

注意事项

1. 用拇指和其他手指指面相对用力，捏住一定部位肌肤逐渐用力内收，并将肌肤提起，做轻重交替而连续的提捏动作。

2. 腕部要放松，使动作柔和灵活。

3. 指面着力，不能用指端内抠。

4. 用力由轻到重，再由重到轻，连续而有节奏，不可突然用力。

5. 该手法刺激较强，操作时间不宜过长，次数不宜过多，注意观察病人的反应，拿取部位要准。

6. 用于急救时要突然用力，醒后停止手法操作。

临床应用

拿法刺激较强，常配合其他放松手法用于颈项、肩部和四肢等部位，具有缓解痉挛、消除疲劳的作用，为常用的放松和治疗手法。

三指拿法多用于拿穴位；五指拿法多用于头部（拿五经）、颈项部、肩背部、四肢部和腹部。其中，拿极泉、小海，实为弹拨法。

四、弹拨法

操作者用指端、掌根或肘尖按于治疗部位，做如拨琴弦样的往返拨动，称为弹拨法。

动作要领

1. **术者姿势** 肩臂、肘、腕关节放松。

2. **基本动作** 用指端、掌根或肘尖，做与肌纤维、肌腱、韧带呈垂直方向的往返拨动。

3. 基本要求 拇指或肘深按至所需治疗的肌肉、肌腱或韧带组织，待出现有酸胀、疼痛的感觉后，再做与上述组织成垂直方向的往返拨动。

4. 具体操作

（1）拇指拨法：术者用拇指的螺纹面着力，前臂主动运动带动腕及手指，做与肌纤维、肌腱、韧带呈垂直方向的往返拨动，包括拇指单指拨法、拇指叠指拨法两种（见图/视频2-16、图/视频2-17）。

①拇指单指拨法：术者用单个拇指的螺纹面着力，前臂主动运动带动腕及手指，做与肌纤维、肌腱、韧带呈垂直方向的往返拨动（见图/视频2-16）。

②拇指叠指拨法：术者将双手拇指重叠，用两拇指的螺纹面着力，前臂主动运动带动腕及手指，做与肌纤维、肌腱、韧带呈垂直方向的往返拨动（见图/视频2-17）。

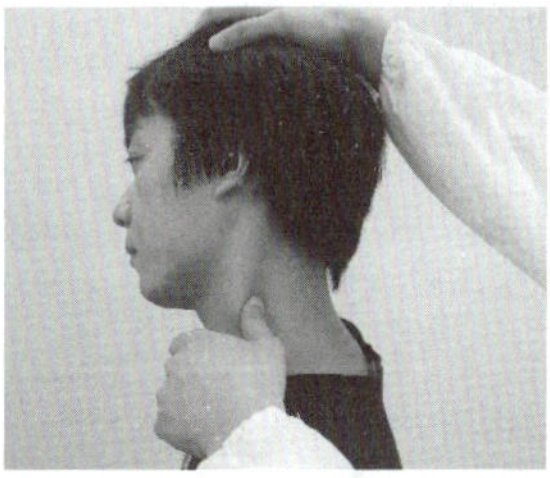

图/视频2-16 ①拇指单指拨法

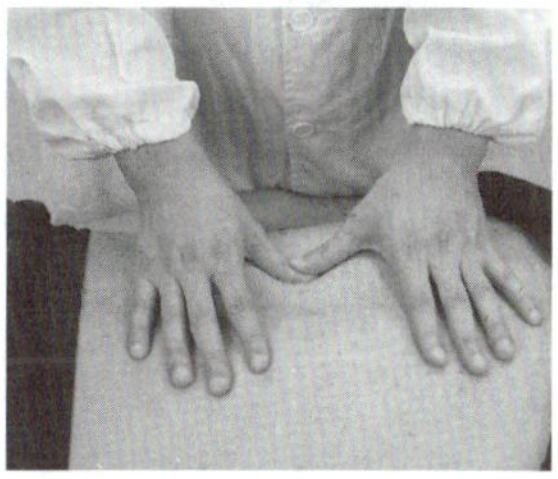

图/视频2-17 ②拇指叠指拨法

（2）掌根拨法：术者用单掌或双手掌相叠，用掌根着力，前臂带动腕关节进行与肌纤维、肌腱、韧带呈垂直方向的往返拨动（见图/视频2-18）。

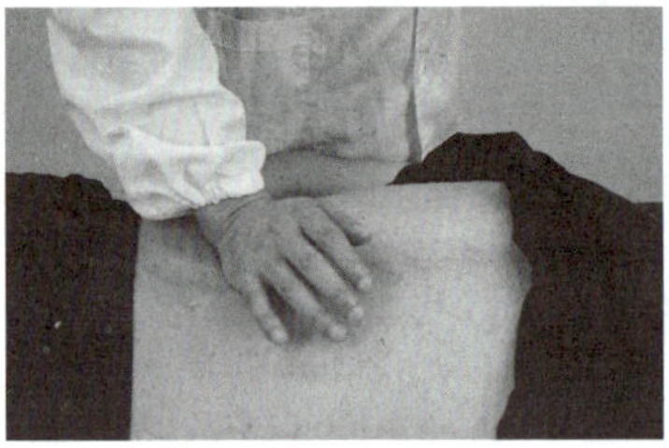

图/视频2-18　掌根拨法

（3）肘尖拨法：术者用肘尖着力，用力下压至一定深度，待有酸胀感时，以肩部发力，做与肌纤维、肌腱、韧带呈垂直方向的往返拨动（见图/视频2-19）。

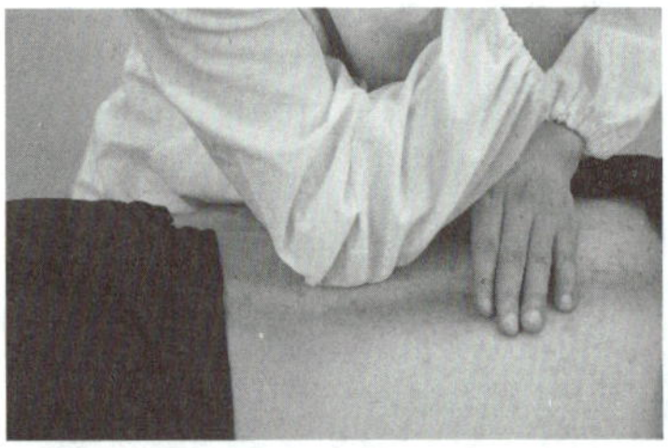

图/视频2-19　肘尖拨法

注意事项

1. 若单手拇指指力不足时，可以双手拇指重叠进行弹拨。

2. 本法刺激较强，不宜操作过多，弹拨3～5遍即可。

3. 拇指指面、掌根、肘尖等着力于体表一定部位，适当用力下压至一定深度，待有酸胀感时，再做与肌纤维或肌腱、韧带呈垂直方向地来回拨动。

4. 拨动时着力部分不能在皮肤表面有摩擦移动，应带动肌纤维、肌腱、韧带一起滑动。

5. 用力要由轻而重，轻而不浮，重而不滞。

临床应用

弹拨法本法刺激力度较强，具有解痉止痛、松解粘连、梳理肌筋的作用，常用于治疗慢性软组织损伤及痛症，关节屈伸不利等症。

拇指拨法多用于四肢、颈项、腰背诸部，常在压痛点或有软组织粘连的部位应用；掌根拨法多用于肌肉薄、耐受性差的部位；肘尖拨法多用于耐受性较强的下腰部、大腿后侧等部位。

五、推法

操作者用指、掌、肘着力于人体一定部位或穴位上，作单方向的直线（或弧形）移动，称为推法。

动作要领

1. 术者姿势 肩臂、肘、腕关节放松。

2. 基本动作 着力部位紧贴皮肤，沿经络循行路线或肌纤维平行方向做单方向的直线推进。

3. 动作要求 用力要平稳着实，做到轻重合适，着力部位紧贴皮肤，速度宜缓慢，做单方向的直线移动，反复操作3～5遍。

4. 具体操作

（1）拇指推法：用拇指指腹着力于操作部位，沿经络循行路线或肌纤维平行方向推进，其余四指分开助力（图/视频2-20）。

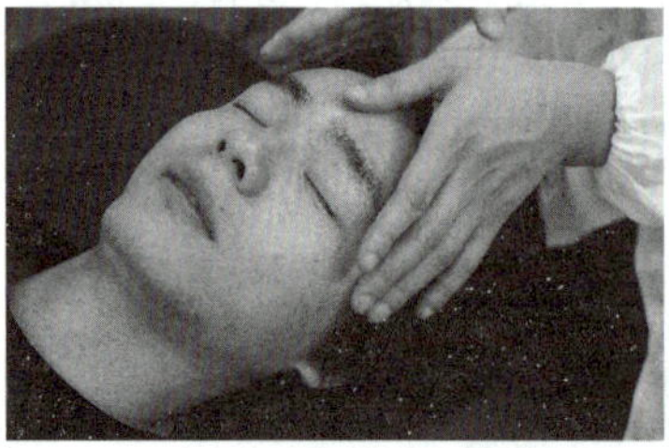

图/视频2-20 拇指推法

（2）掌推法：用手掌着力向一定方向推进，可根据被按摩部位与受力大小的不同，用掌根或鱼际实施推法（图/视频2–21）。

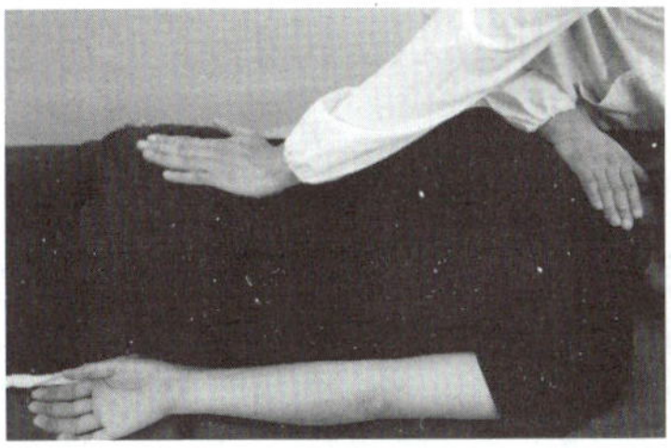

图/视频2–21　掌推法

（3）肘推法：肘关节屈曲，用肘尖着力，向一定方向推动（图/视频2–5–3）。

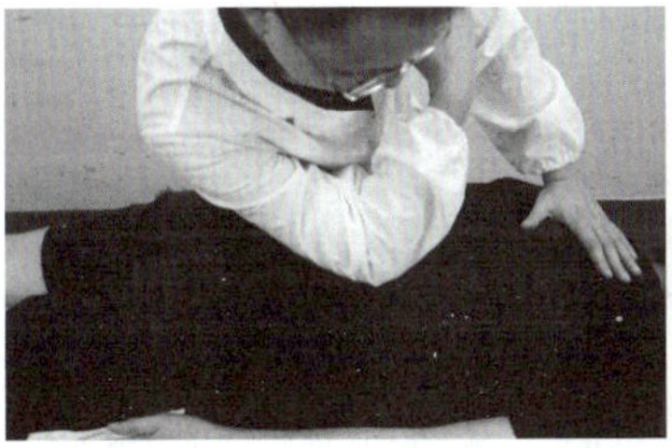

图/视频2–22　肘推法

注意事项

1. 不要硬用压力以免损伤皮肤。
2. 可叠掌操作，增大压力。
3. 局部可涂用润滑剂，避免皮肤受损。

临床应用

推法是单方向移动，对体表压力较大，推进速度也缓慢，不要求局部发热，其意在于推动气血运行，具有活血化瘀，促进血液循环的作用，为常用的放松和治疗手法，适用于全身各部。

指推法适用于全身各部位；掌推法多用于肩背部、腰臀部及四肢肌肉较丰厚的部位；肘推法多用于体形肥胖者，及背脊部、腰臀部、大腿肌肉较丰厚的部位和脊柱两侧膀胱经。

六、摩法

操作者用食、中、无名指指面或手掌面着力，附在体表一定部位或穴位上，以腕部连同前臂做环形而有节奏的盘旋抚摩活动，称为摩法。

动作要领

1. **术者姿势** 肩、臂、腕均放松，肘关节微屈，指掌自然伸直。

2. **基本动作** 腕部连同前臂做环形而有节奏的盘旋抚摩活动。

3. 动作要求 动作轻柔，压力均匀，动作轻快，揉动幅度由小到大，顺时针或逆时针方向移动操作，频率约120次/分钟，但掌摩法宜稍重缓，频率为每分钟100次左右。

4. 具体操作

（1）指摩法：手指并拢，指掌部自然伸直，腕部微屈，用食、中、无名、小指指面附着于一定部位，随同腕关节做环转移动（图/视频2-23）。

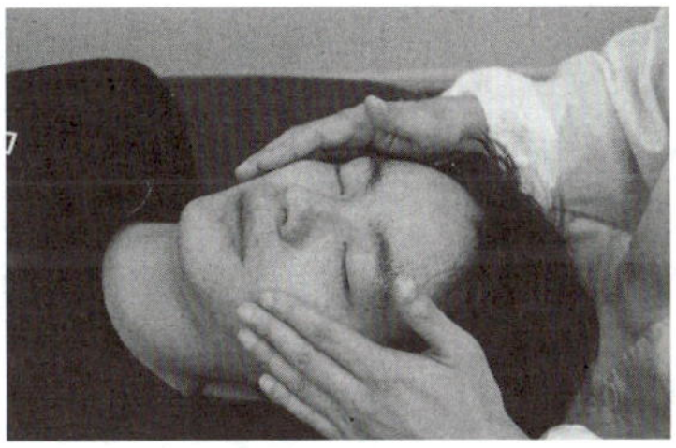

图/视频2-23 指摩法

（2）掌摩法：手掌自然伸直，腕关节微背伸，将手掌平放于体表一定部位上，以掌心、掌根着力，随腕关节连同前臂做环转移动（图/视频2-24）。

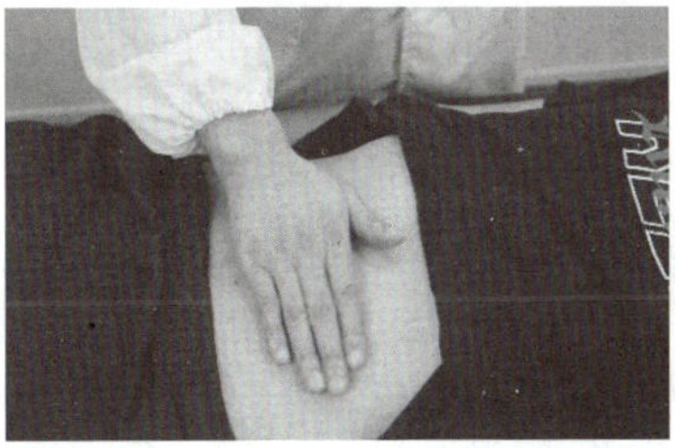

图/视频2-24 掌摩法

注意事项

1. 手法需轻柔，不带动皮下组织；
2. 摩动部位可涂适量润滑剂。
3. 摩动时着力部位不能离开体表。
4. 摩动幅度不可时大时小，速度不可时快时慢。

临床应用

摩法轻柔舒适，操作安全，适用于胸腹部、胁肋部、颜面部等，为常用的放松、治疗和保健按摩手法。

指摩法多用于颜面部，可以润肤美容、祛皱抗衰，增加皮肤弹性；掌摩法适用于腰腹部，具有调节胃肠功能和强壮保健的作用。

七、擦法

操作者手掌紧贴受术者体表，稍用力下压做直线往返摩擦，使之产生一定热量达到温经散寒作用，称为擦法。

动作要领

1. **术者姿势** 肩部放松，肘关节自然下垂并内收，腕关节伸直，使前臂与手接近相平。

2. 基本动作　腕关节伸直并保持一定的紧张度，着力部位贴附于体表，稍用力下压，以肩关节和肘关节的联合屈伸动作，带动手指或手掌在受术体表做均匀的直线往返摩擦运动。

3. 动作要求　往返都要用力，动作要连续不断，不能有间歇停顿。频率80 ~ 120次/分钟。

4. 具体操作

（1）小鱼际擦法：用小鱼际着力摩擦，又称侧擦法（见图/视频2-25）。

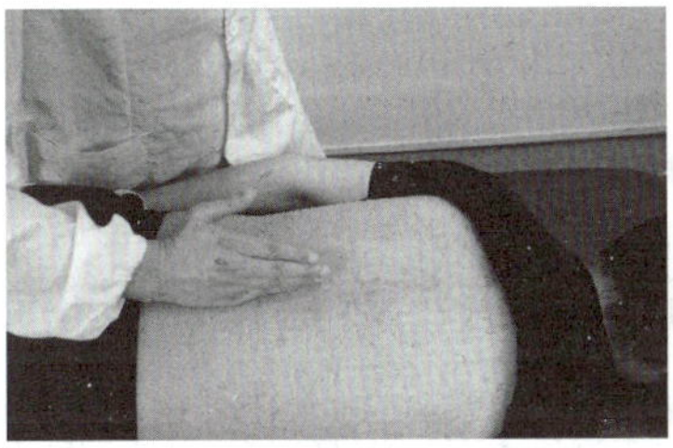

图/视频2-25　小鱼际擦法

（2）大鱼际擦法：用大鱼际着力摩擦（见图/视频2-26）。

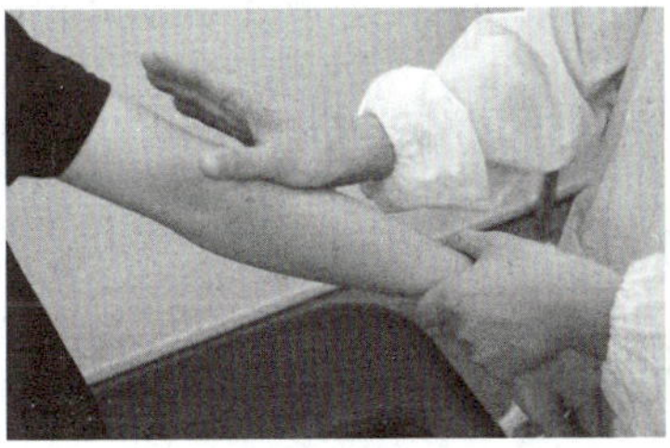

图/视频2-26　大鱼际擦法

（3）掌擦法：用全掌着力摩擦（见图/视频2–27）。

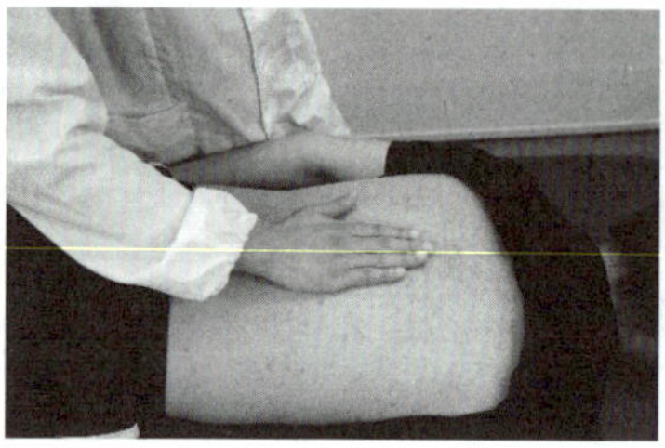

图/视频2–27　掌擦法

注意事项

1. 动作平衡连续，呼吸自然。
2. 操作时不要硬用力，以免损伤皮肤。
3. 直线往返摩擦，不宜歪斜，距离宜长。
4. 治疗要暴露皮肤，并涂适量润滑剂（冬青膏、麻油等）。

临床应用

擦法是一种柔和温热的刺激，具有温经散寒的作用，为常用的放松和治疗手法，临床多用于虚证、寒证和痛证。小鱼际擦法适用于脊柱两侧、肩胛上部、肋间部；鱼际擦法适用于四肢部位，尤以上肢部为多；掌擦法接触面积大，适用于肩背部、胁肋部、胸腹部等面积较大且较平坦的部位。

八、搓法

操作者用双手掌面夹住受术者肢体，相对用力做方向相反的快速搓揉，并同时做上下往返移动，称为搓法。

动作要领

1. **术者姿势**　两臂伸开，双腿站稳，掌心空虚，如搓绳之状。

2. **基本动作**　术者用双手掌面挟住患者肢体的一定部位，相对用力做方向相反的来回快速搓揉，并循肢体做上下移动。

3. **动作要求**　操作时双手用力要对称，搓动要快，移动要慢。频率为200次/分钟。

4. **具体操作**

操作者用双手掌面夹住肢体一定部位，然后两手相对用力，做相反的快速搓揉并循序上下往返移动。搓动时要带动皮下组织一起搓揉，同时腕关节要放松，使搓揉动作灵活连贯，包括上肢搓法（见图/视频2–28）、肩关节搓法（见图/视频2–29）和下肢搓法（见图/视频2–30）。

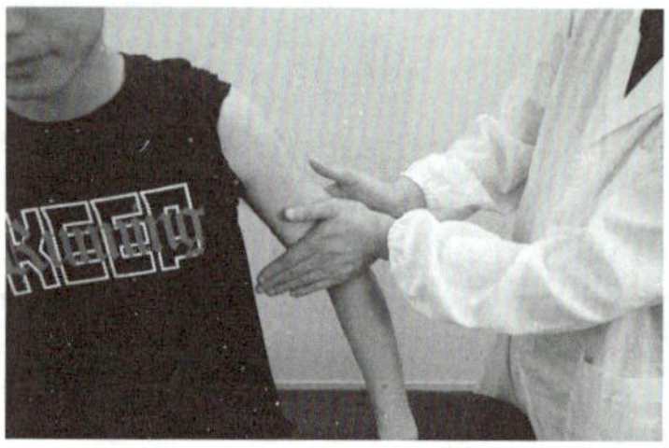

图/视频2-28　上肢搓法

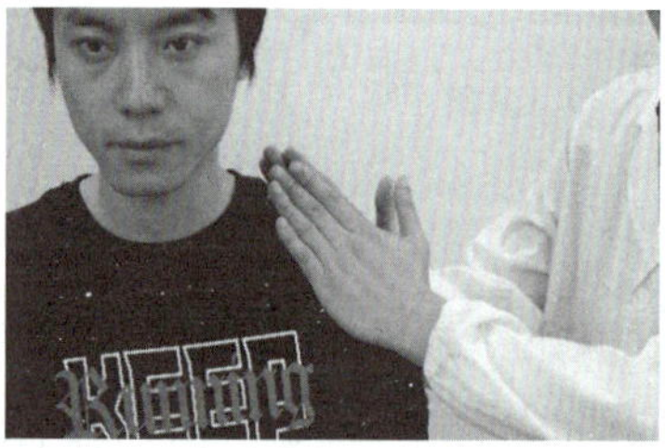

图/视频2-29　肩关节搓法

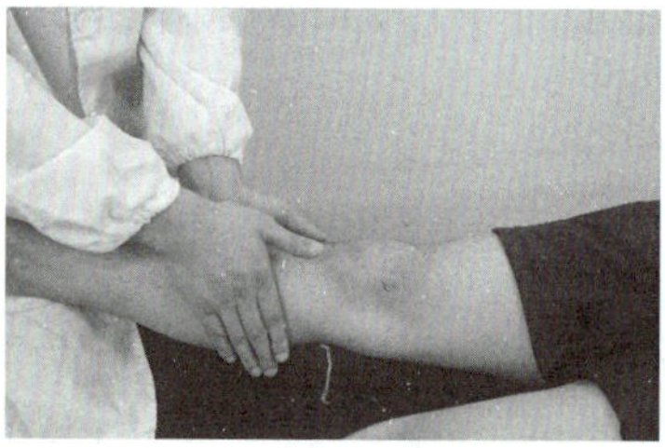

图/视频2-30　下肢搓法

注意事项

1. 搓动时动作柔和，力量适中，切忌暴力。
2. 操作次数不宜过多，一般每个部位搓3～5遍。

临床应用

搓法多用于人体四肢，具有行气活血、舒筋通络的功效，临床上常作为辅助手法或结束手法。如搓上肢、搓揉肩部、搓肩井部、搓股后部、搓小腿、搓胁肋及腰背部，以搓上肢最为常用。

九、拍法

操作者用手掌或手指拍打受术体表的手法，称为拍法。

动作要领

1. 术者姿势 肩、肘、腕关节放松。

2. 基本动作 用手腕部屈伸带动虚掌着力于按摩部位，做平稳而有节奏的反复拍打。

3. 动作要求 以肘腕的屈伸运动发力，用力轻巧而有弹性，动作协调灵活，用力均匀，频率80～160次/分。

4. 具体操作

（1）掌拍法：术者五指并拢，掌指关节微屈，掌心微凹成虚掌，腕关节放松，以肘的屈伸发力，使手掌平稳地拍打受术部位（见图/视频2-31）。

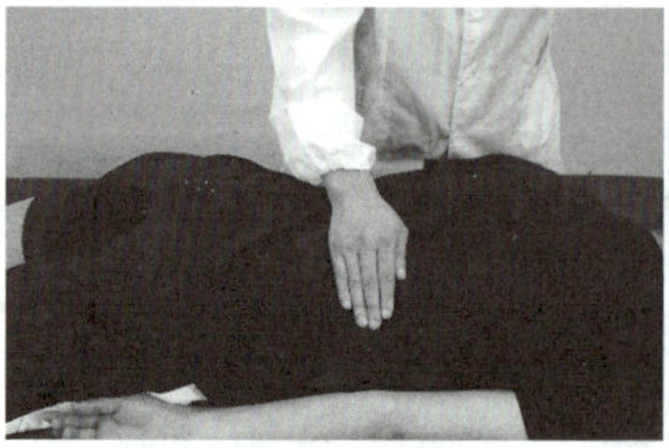

图/视频2-31　掌拍法

（2）指拍法：术者手指伸直并拢，借用前臂力量，以中间3个手指的指腹轻巧有节奏地拍打受术部位（见图/视频2-32）。

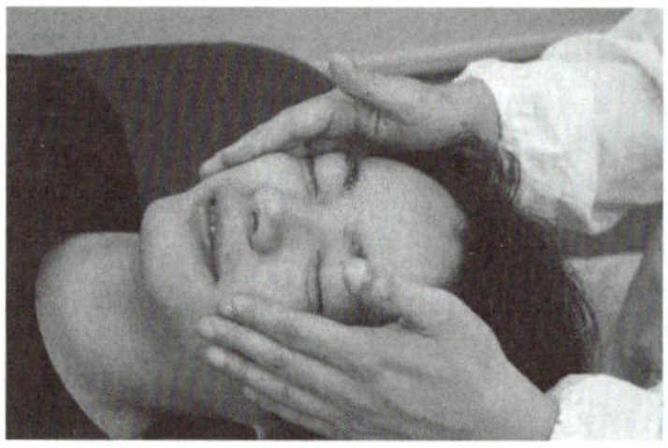

图/视频2-32　指拍法

注意事项

1. 拍打时不可发生水平方向拖动。
2. 避免生硬拍打或长时间反复拍打同一部位。
3. 掌拍背部用于肺部排痰时，要由下而上、由外到内地操作。

4. 对结核、严重的骨质疏松、骨肿瘤、冠心病等禁用拍法。

临床应用

拍法是保健按摩的常用手法，具有促进气血运行、消除肌肉疲劳、解痉止痛、宣肺排痰等功效，多作为结束前的整理手法。手法接触面积大，适用于肩背部、腰骶部和下肢部。常与点法、拿法等配合使用，治疗急性扭伤、肌肉痉挛、慢性劳损、风湿痹痛、局部感觉迟钝、麻木不仁等病症。其中，掌拍背部和三指拍胸骨部法，有促进痰液排出的作用。

十、击法

操作者用拳、掌、指和棒状工具叩击体表的手法，称为击法。

动作要领

1. **术者姿势** 肩臂、肘、腕关节放松。

2. **基本动作** 用拳背、掌根、掌侧小鱼际、指尖或桑枝棒击打受术者体表一定部位或穴位。

3. **动作要求** 用力快速而短暂，刚中有柔，速度均匀而有节奏。

4. 具体操作

（1）拳击法：术者以单手或双手握拳，在臂力带动下，以空拳的拳心或拳眼着力于被按摩部位，一起一落，有节奏地击打。或者以拳背着力于被按摩部位，用贯力缓慢而轻松地击打，双手交替进行（见图/视频2-33）。

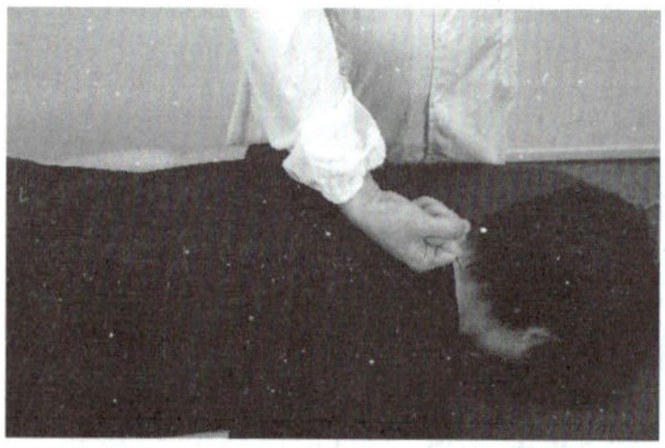

图/视频2-33　拳击法

（2）掌击法：术者运用肘关节屈伸的力量，以手指尺侧部或掌根着力，击打受术部位，分别称为掌侧击法、掌根击法（见图/视频2-34和图/视频2-35）。也可两掌相合，以前臂的旋转运动发力做掌侧击法，称为合掌击法（见图/视频2-36）。

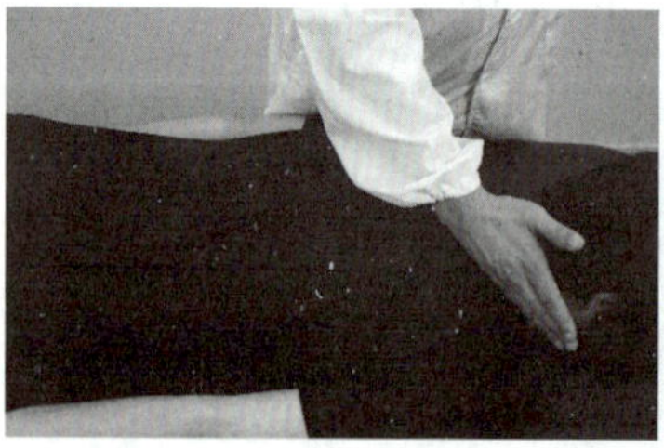

图/视频2-34　掌侧击法

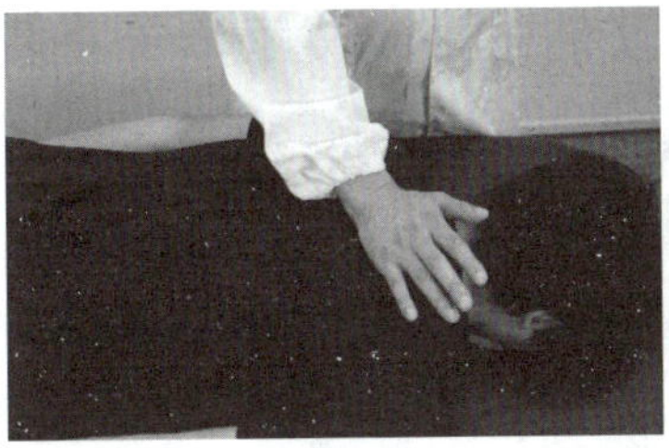

图/视频2-35　掌根击法

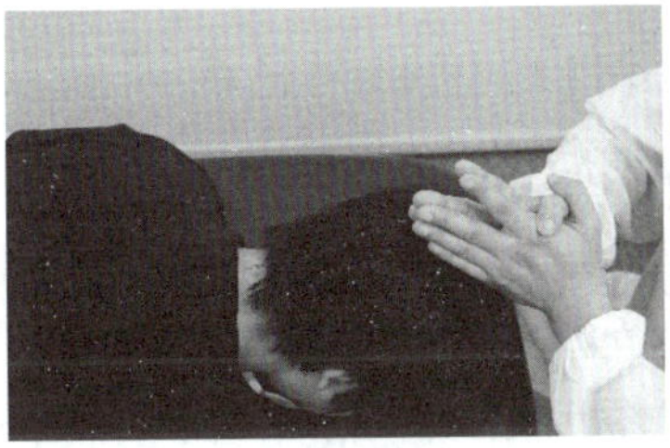

图/视频2-36　合掌击法

（3）指击法：术者手指略弯曲，五指分开成爪形，以腕关节的屈伸发力，五指指端同时叩击受术部位（见图/视频2-37）。

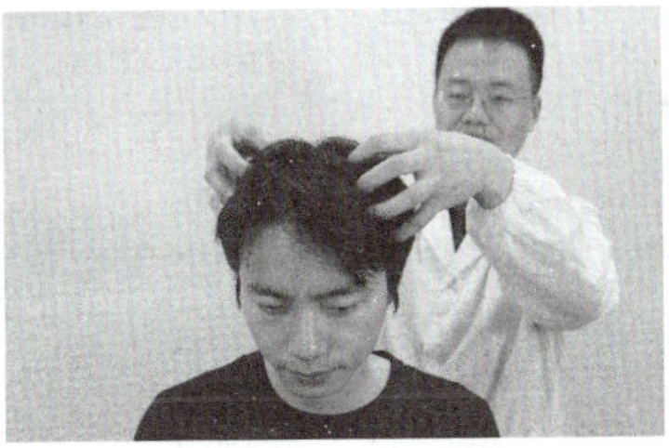

图/视频2-37　指击法

（4）棒击法：术者以桑枝棒或按摩棒等工具，用棒体平击被按摩部位，每个部位连续击打3～5次。

注意事项

1. 叩击时用力须由轻到重，不可用暴力击打，击打时不能有拖、抽动作。

2. 用力大小应视被击打部位肌肉是否丰满及受术者体质强弱而定，有精神疾患及心脏病者慎用此法。

3. 棒击法属强刺激手法，特别要控制击打的力量及方向，棒的方向应与击打部位肌纤维方向平行，腰骶部应与脊柱垂直，用力由轻到重，适可而止。棒与身体接触面要大，应以棒体的大部分平稳击打被按摩部位，不能用棒尖，在肺区、肾区及腹部慎用。

临床应用

击法刺激量适中，具有舒筋通痹、缓解痉挛、消除疲劳的作用，常在治疗结束时应用，本法适用于治疗各种肌肉疼痛麻木、关节活动不利等症。其中，指尖击法常用于头面、胸腹部，拳击法常用于腰背部，掌根击法常用于头顶、腰臀及四肢部，侧击法常用于腰背及四肢部。

十一、抖法

操作者握住受术者的四肢做小幅度径向抖动，使关节肌肉产生松动感，称为抖法。

动作要领

1. 术者姿势 肩臂、肘、腕关节放松。

2. 基本动作 以双手或单手握住受术者肢体远端，做快速、连续、小幅度的上下或左右抖动。

3. 动作要求 抖动频率由慢至快，抖上肢的频率为200～250次/分钟，抖下肢的频率为100次/分钟。

4. 具体操作

（1）上肢抖法：受术者取坐或卧位，肩臂放松。术者站在其前外侧，上身略为前俯，用双手握住腕部，慢慢将其向前外侧方向抬起至60°左右，然后做连续的、小幅度的上下抖动，使抖动似波浪般地传递到肩部（见图/视频2-38）。

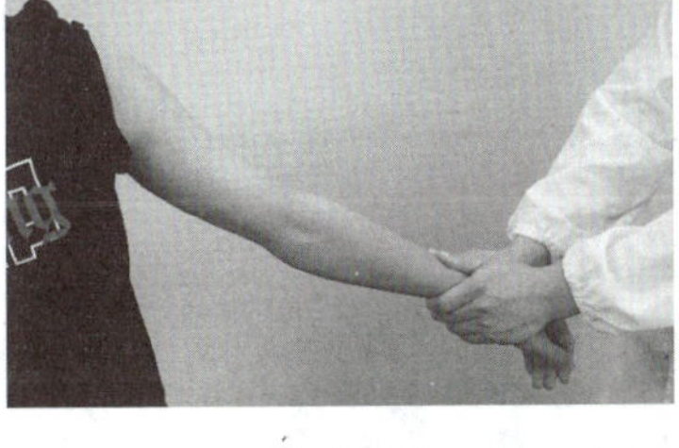

图/视频2-38　上肢抖法

（2）下肢抖法：受术者仰卧位，下肢放松。术者站其足后方，用双手分别握住被按摩者两踝部将其抬离床面约30cm左右，然后做连续的上下抖动，使大腿和髋部有舒松感（见图/视频2-39）。

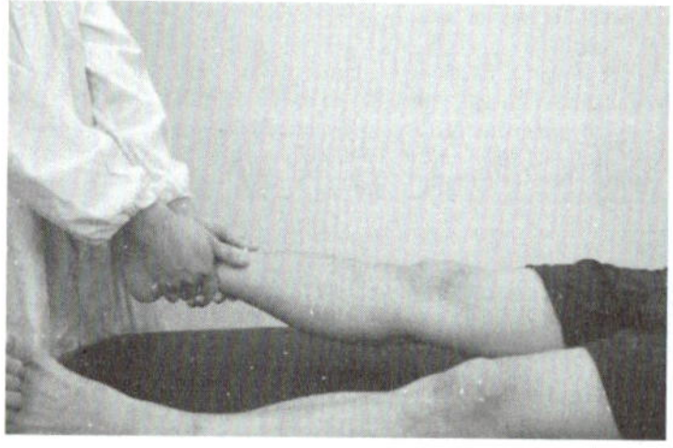

图/视频2-39　下肢抖法

注意事项

1. 受术肢体要伸直，并应使肢体肌肉处于松弛状态。
2. 抖动幅度要小，频率要快，且牵引力适宜，节律均匀。
3. 术者呼吸自然，不可屏气。
4. 关节严重损伤或习惯性关节脱位者禁用。

临床应用

抖法轻快柔和，具有舒筋通络、滑利关节、松解粘连、消除疲劳的功效，主要用于四肢，以上肢最为多用，临床上常与搓法配合作为治疗的结束手法。可对肩周炎、急性腰扭伤、腰椎间盘突出症等病症起到辅助性治疗作用。

十二、摇法

操作者使受术者关节沿运动轴的方向做被动的环旋运动，称为摇法。具有伸展挛缩的作用。

动作要领

1. 术者姿势 肩臂、肘、腕关节放松。

2. 基本动作 术者一手握住受术关节近端以固定肢体，另一手托住关节的远端以运动关节，使受术者关节做被动的环转活动。

3. 动作要求 摇动时要协调、平稳，不可突然快速摇转。

4. 具体操作

（1）颈椎摇法：术者用一手扶住受术者头顶后部，另一手托住其下颌，双手协同做相反方向的左右环转摇动（见图/视频2-40）。

（2）肩关节摇法：术者用一手扶住受术者肩部，另一手握住腕部或托住肘部，做环转摇动（见图/视频2-41）。

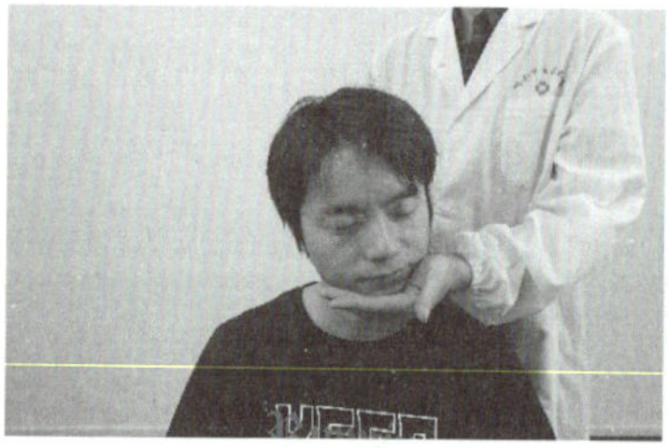

图/视频2-40　颈椎摇法

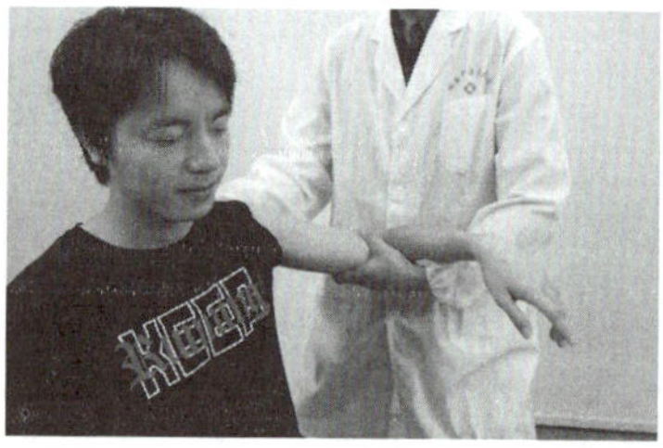

图/视频2-41　肩关节摇法

（3）肘关节摇法：术者一手握受术者肘部，另一手握其腕部，在肘关节屈曲位的基础上做环转摇动（见图/视频2-42）。

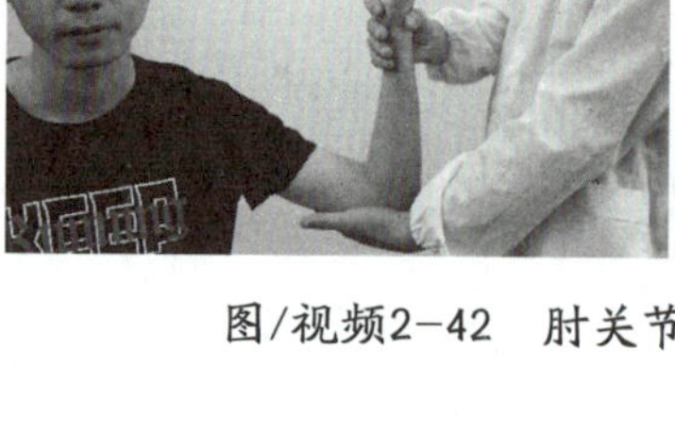

图/视频2-42　肘关节摇法

（4）腕关节摇法：术者一手握受术者腕部，另一手握其四指，做腕关节环转摇动（见图/视频2-43）。

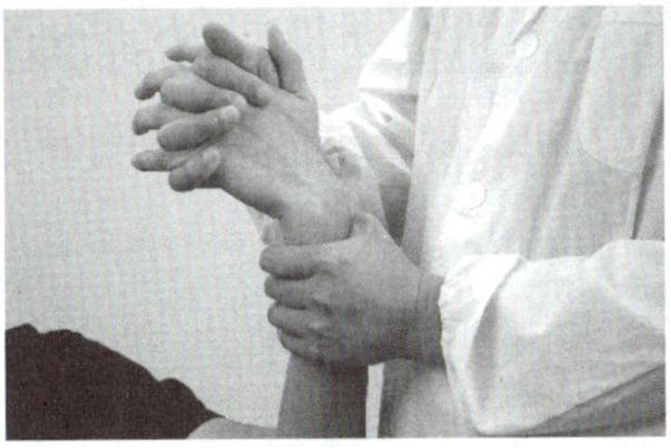

图/视频2-43 腕关节摇法

（5）腰椎摇法：受术者俯卧位，术者用一手掌根按压住受术者腰椎棘突部，另一手从其双膝下穿过，将双下肢托起，然后引导使腰部环转摇动（见图/视频2-44）。

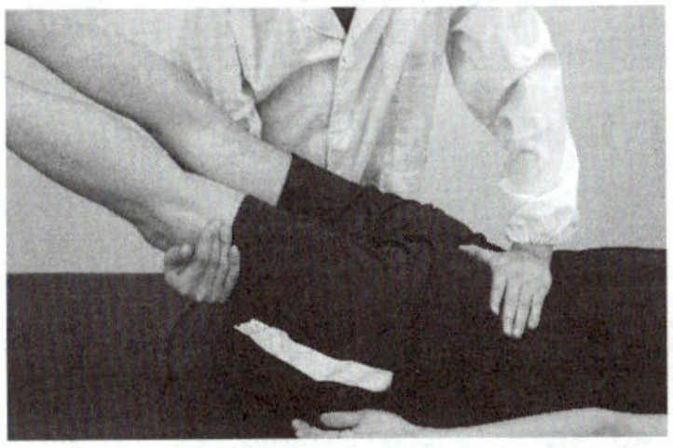

图/视频2-44 腰椎摇法

（6）髋关节摇法：受术者仰卧，髋、膝屈曲，术者一手托住受术者足跟，另一手扶住膝部，做髋关节环转摇动（见图/视频2-45）。

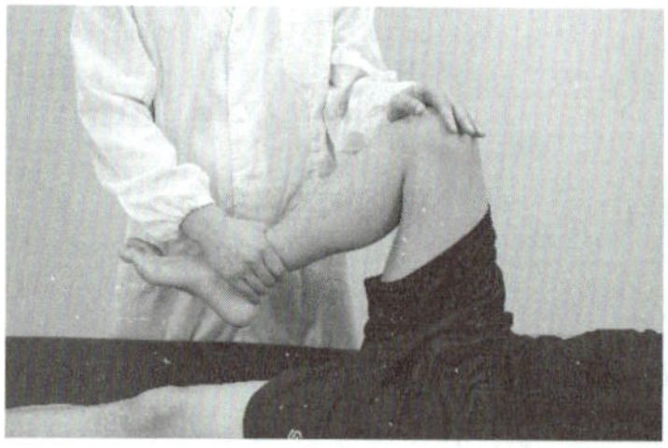

图/视频2-45　髋关节摇法

（7）膝关节摇法：受术者仰卧，术者立于一侧，一手按受术者腘窝上部，另一手握其踝部，在关节屈曲90°的基础上作环转摇动（见图/视频2-46）。

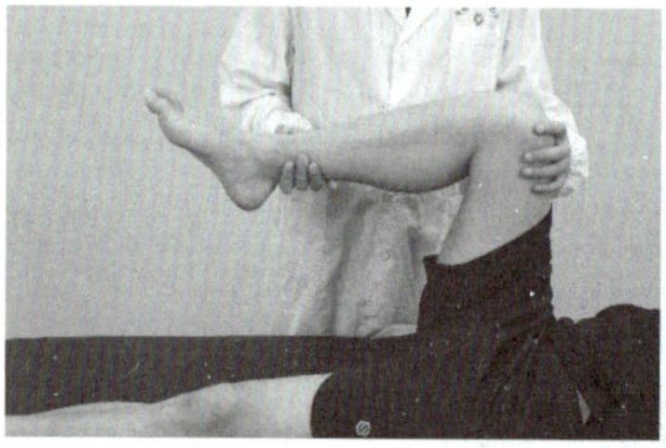

图/视频2-46　膝关节摇法

（8）踝关节摇法：术者一手托住受术者足跟，另一手握其足掌部，做踝关节环转摇动（见图/视频2-47）。

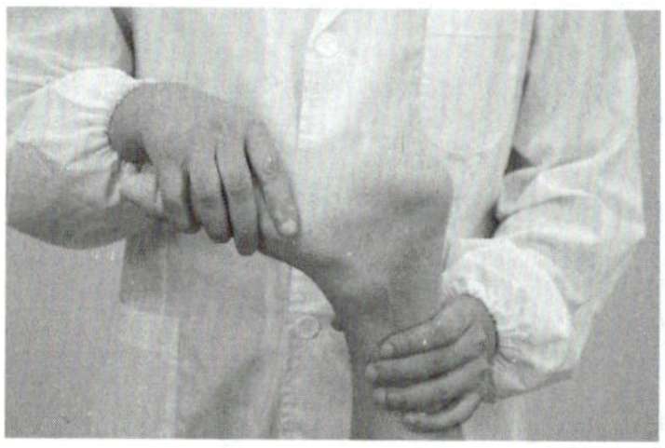

图/视频2-47　踝关节摇法

注意事项

1. 操作时动作要缓和，用力要平稳，摇动速度宜缓慢，不宜急速。

2. 摇转的幅度应由小到大，逐渐增大，并在关节正常生理许可范围或受术者能忍受的范围内进行。

3. 对习惯性关节脱位、椎动脉型颈椎病、交感型颈椎病以及颈部外伤、颈椎骨折等病症，禁止使用相应部位的摇法。

临床应用

摇法重在活动关节，属被动导引手法，具有改善关节活动功能、松解关节内部粘连的作用，适用于颈椎、腰椎、肩关节、肘关节等全身各关节部位，多用于治疗颈椎病、肩关节周围炎及关节强直、屈伸不利、运动功能障碍等病症。

十三、拔伸法

操作者应用对抗力量对受术者关节或肢体进行牵拉，使关节伸展的手法，称为拔伸法。

动作要领

1. **术者姿势**　肩臂、肘、腕关节放松。

2. 基本动作 受术者取坐位或卧位，操作者固定受术者关节或肢体的一端，沿纵轴方向牵拉另一端，使关节伸展。

3. 动作要求 操作时，动作要平稳而柔和，一般需要持续拔伸1～2分钟。

4. 具体操作

（1）颈椎拔伸法

①虎口托颌拔伸法：受术者取坐位，术者站于受术者后，用双手拇指顶按枕骨下方，掌根分别夹住下颌部助力，然后两手同时用力向上拔伸（见图/视频2-48）。

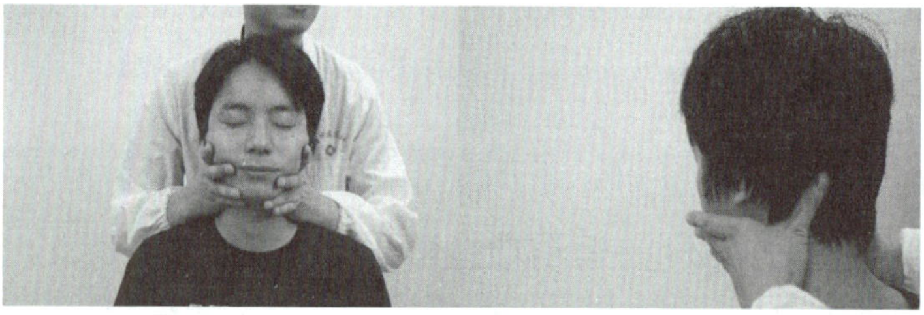

图/视频2-48　虎口托颌拔伸法

②肘托拔伸法：受术者取坐位，术者一手扶住受术者枕后部，另一手用肘窝部托住其下颌，手掌扶住对侧颞部，两手同时用力向上拔伸（见图/视频2-49）。

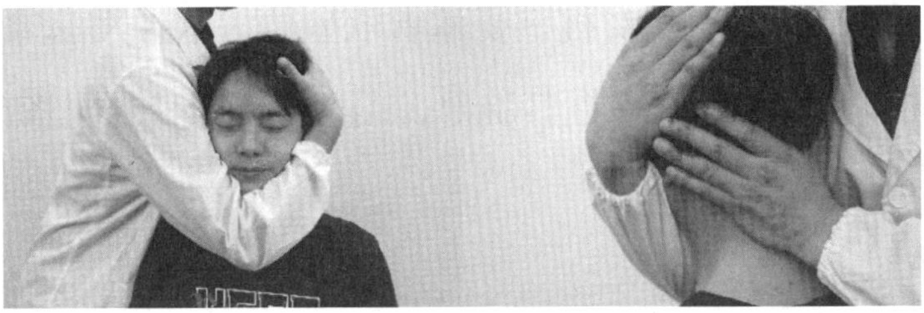

图/视频2-49 肘托拔伸法

③仰卧位颈椎拔伸法：受术者仰卧，头颈部在床沿之外，术者坐于受术者头前方，用一侧肘窝部微抱其下颌部，另一手掌置于其枕部，两手协同用力，做颈部拔伸法。做颈部拔伸法过程中，应使受术者头部保持中正位或稍前屈位，在拔伸颈的同时，还可结合做颈部缓慢的环转活动（见图/视频2-50）。

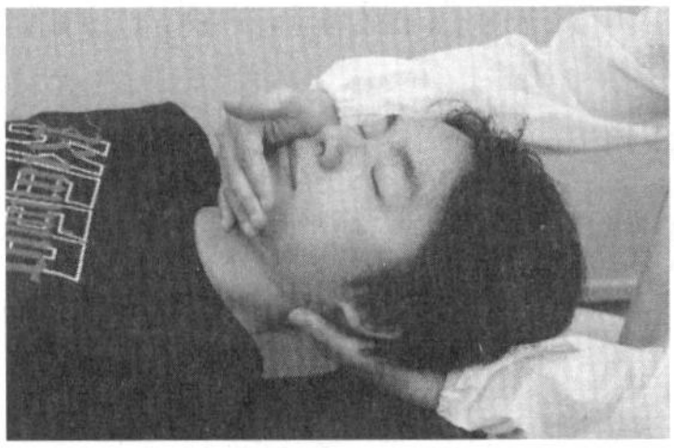

图/视频2-50 仰卧位颈椎拔伸法

（2）肩关节拔伸法

①肩关节对抗拔伸法（坐位）：受术者坐于低凳上，上肢放松，术者站于受术者后外侧，用双手握住其腕部和肘部，逐渐用力向上拔伸，嘱受术者身体向另一侧倾斜或有一助手协助

固定其身体，以牵拉之力相对抗。受术者取坐位，术者用一侧膝部顶于其同侧腋窝部，双手握其腕部，用力向下拔伸（见图/视频2-51）。

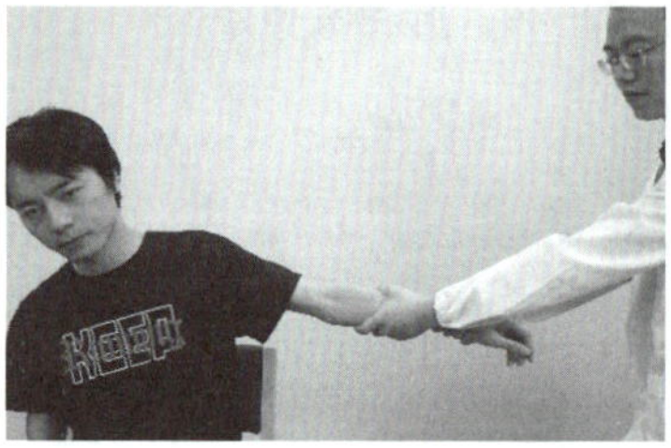

图/视频2-51　肩关节对抗拔伸法（坐位）

②肩关节对抗拔伸法（卧位）：受术者仰卧，术者臀部半坐于一侧床边将一足跟置于受术者腋下，双手握住其同侧腕部做徐徐拔伸，并同时用足跟顶住腋窝与之对抗。稍顿，再逐渐使其肩部内收、内旋（见图/视频2-52）。

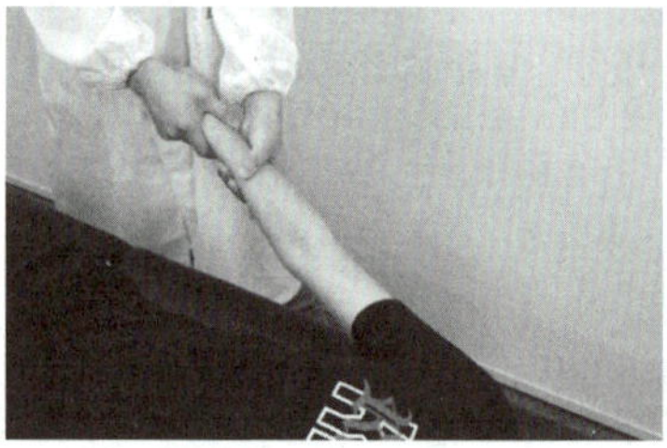

图/视频2-52　肩关节对抗拔伸法（卧位）

③肩关节上举拔伸法：受术者取直立位或坐位，术者站于其身后，双手握受术者腕部，慢慢引导上肢上举至最大限度，并保持向上的牵引力（见图/视频2–53）。

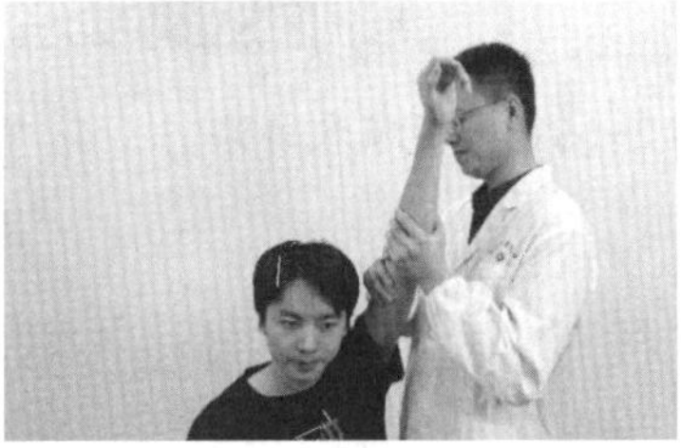

图/视频2–53　肩关节上举拔伸法

（3）肘关节拔伸法：一手握受术者上臂下端，另一手握其腕部，两手相对用力做肘关节拔伸活动（见图/视频2–54）。

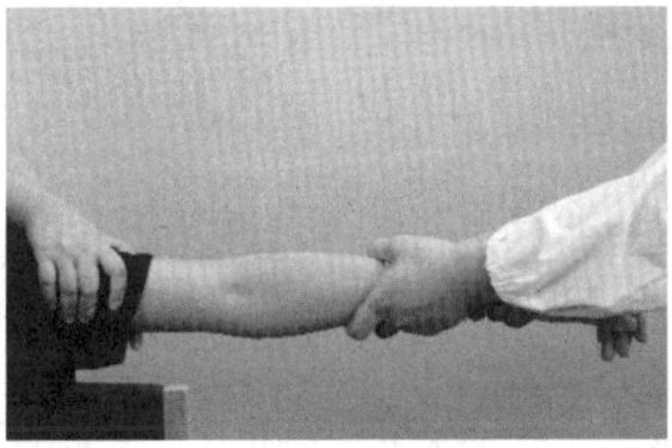

图/视频2–54　肘关节拔伸法

（4）腕关节拔伸法：一手握受术者前臂下端，另一手握其手部，两手相对用力做腕关节拔伸活动（见图/视频2–55）。

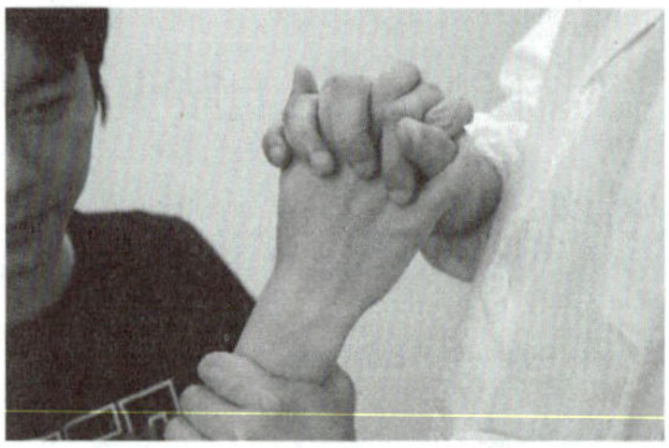

图/视频2-55　腕关节拔伸法

（5）指（趾）关节拔伸法：一手握住被拔伸关节近侧端，另一手捏住远侧端，两手相对用力做指趾关节拔伸法（见图/视频2-56）。

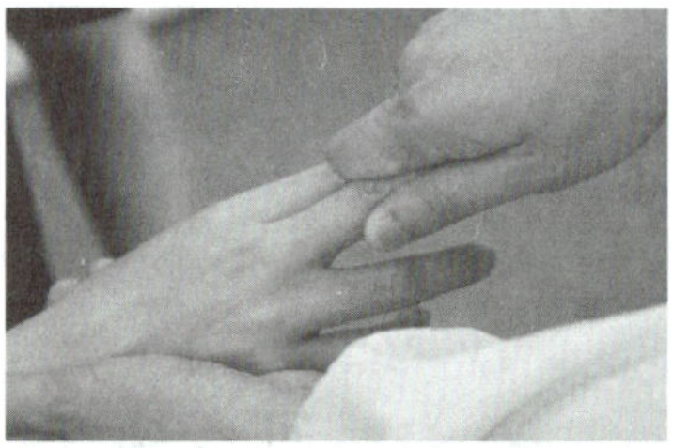

图/视频2-56　指（趾）关节拔伸法

（6）腰部拔伸法：受术者俯卧，双手用力抓住床头；或受术者仰卧，由助手抓住受术者腋部以固定其身体，术者两手分别握住其两踝关节上端，然后，逐渐用力做腰部拔伸牵拉活动（见图/视频2-57）。

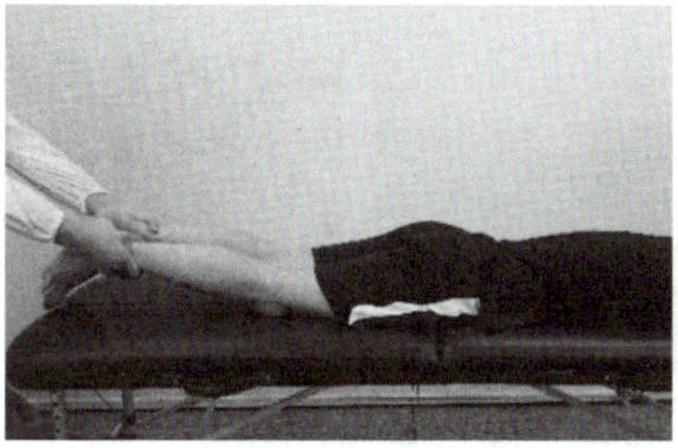

图/视频2-57　腰部拔伸法

（7）髋关节拔伸法：受术者仰卧，术者立其足侧，双手握其足踝部，使其髋膝关节伸展，然后将其下肢向下牵拉，持续牵引，本法可双侧同时操作（见图/视频2-58）。

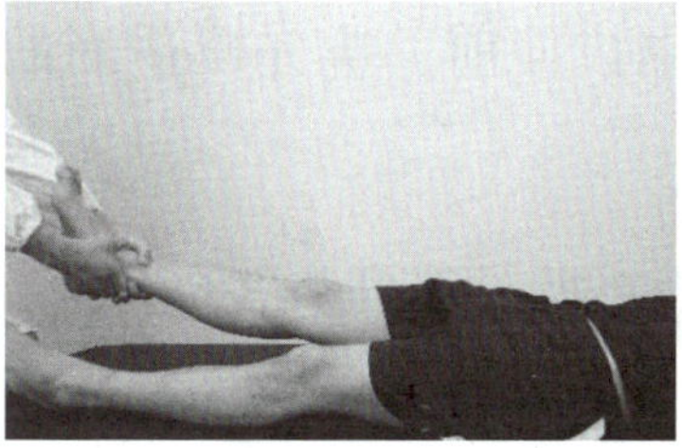

图/视频2-58　髋关节拔伸法

（8）踝关节拔伸法：受术者取仰卧位，术者以一手托住其足跟部，另一手握住足掌部，两手协同向相反方向逐渐用力，持续牵引踝关节（见图/视频2-59）。

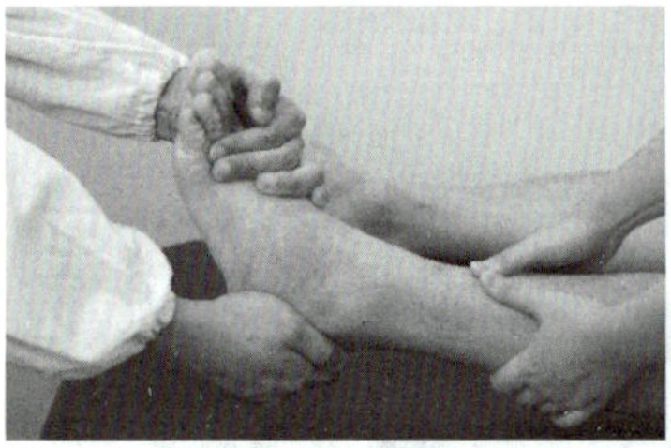

图/视频2-59　踝关节拔伸法

注意事项

1. 用力要均匀而持续，力量应由小到大，逐渐增力，不可用突发性的猛力牵拉。
2. 要根据不同的部位，适当控制拔伸力量和方向。
3. 颈椎、腰椎等部位拔伸前，应先以适当的手法放松局部软组织。
4. 操作时受术者自然呼吸，不可屏气。

临床应用

拔伸法适用于颈椎、腰椎及四肢等全身各关节部位，具有整复错位、矫正畸形、增大关节间隙、减轻压迫刺激的作用，常用于整复错位和矫正畸形，多用于治疗椎骨错缝、关节僵硬疼痛、屈伸转侧不利、肌肉痉挛疼痛等症。

第二节 按摩注意事项

虽然按摩是传统中医中一种无创无毒无害的健康疗法，但亦不可乱用。在按摩操作过程中有许多需要操作者注意的地方，主要包括：

1. 根据患者身体状况调整用力大小，发力不宜过快，一般以局部微有酸麻胀感为好，以免用力过大过猛，导致患者受伤。

2. 操作者应修剪指甲，清洗双手，保持手的清洁卫生；按摩巾一般为棉质的松软毛巾或棉布，应注意经常清洗；同时，应保持其他用具和诊室的清洁。

3. 操作时应该注意患者的反应，可通过交流沟通，及时了解患者的感受。遇到患者突然出现头晕、恶心、面色苍白、出虚汗、脉搏加快等不适现象，操作者不要慌乱，应先让患者平卧床上，饮用少许糖水或温开水，掐其人中、十宣，按揉印堂、内关、足三里、百会等穴以醒神开窍，再结合实际情况对症处理。

4. 过饥、过饱、过度疲劳时，或精神紧张、情绪不稳定时，不宜立即行按摩，应待缓解后才能操作。一般饭后30分钟内不宜按摩，且按摩前不宜做剧烈运动或重体力劳动。每次操作一般以15～30分钟为宜，不宜过长。

5. 操作者保持双手温暖，不以冰凉的手接触患者身体。

6. 操作者操作前应去掉戒指、手链、手表等硬物，以免损伤患者皮肤。

第三章

应用篇

第一节 颈椎病

颈椎病属中医“项痹”，是颈椎骨关节炎、骨质增生、颈椎间盘病变等的表现出来的颈椎综合征，是一种以退行性病理改变为基础的疾患，主要由于颈椎长期劳损、骨质增生，或椎间盘突出、韧带增厚，致使颈椎脊髓、神经根或椎动脉等受压，导致一系列功能障碍的临床综合征。按病理因素不同一般可分为多种类型：颈型、颈神经根型、脊髓型、椎动脉型、交感神经型和混合型等（具体详见相关教材）。

按摩疗法治疗本病疗效显著，感受舒适，以舒筋通络、松解粘连、调整颈椎动静平衡为要。

操作流程（见视频3-1）

患者坐位，术者站于患者侧后方：

1. 掌根推颈项、肩部10次；
2. 揉捏颈项及上肢部1～2分钟；
3. 按揉颈项部、肩背和上肢部经穴或压

视频3-1

痛点，每处5～10次；

4. 弹拨颈项部压痛点，每处5～10次；

5. 颈项部摇法1～2分钟；

6. 缓力拔伸颈椎3～5次；

7. 拿风池、颈项、肩井1～2分钟；

8. 搓法搓上肢3～5遍；

9. 抖法抖上肢1分钟；

10. 叩击颈项肩部1分钟。

重点提示

1. 手法力度宜轻柔，操作时随时注意患者表现；

2. 椎动脉型、脊髓型颈椎病禁用摇法，避免大幅度运动头颈部。如出现较为严重的头晕、步态不稳等症状，需结合CT、核磁共振、经颅多普勒等影像学检查，并在固定颈椎的情况下送上级医疗机构诊断治疗；

3. 交感神经型如出现头部症状可加头面部经穴按法治疗，心胸症状配合按揉内关、心俞、膻中穴等，消化道症状配合按揉内关、中脘、足三里等；

4. 患者平时应注意颈椎姿势，同时防寒湿、保暖；

5. 每次治疗手法操作约20～30分钟，每日1～2次，10次为一疗程。

第二节 落枕

落枕又称“失枕”，好发于青壮年，冬春季发病率较高。落枕的常见发病经过是入睡前并无任何症状，晨起后却感到项背部明显酸痛，颈部活动受限。这说明病起于睡眠之后，与睡枕及睡眠姿势有密切关系，轻者4～5天可自愈，重者疼痛严重并向头部及上肢部放射，迁延数周不愈。发病部位主要在颈项部经筋，与手足太阳和足少阳经密切相关。

按摩疗法治疗本病疗效迅速、确切，以舒筋活血、温经通络、理筋整复为要。

操作流程（见视频3-2）

患者坐位，术者站于患者身后：

1. 捏揉患侧颈项及肩部3～5分钟；
2. 轻拿项后或颈前的患侧肌肉1～2分钟；
3. 按揉天柱、阿是穴、后溪、外劳

视频3-2

宫等穴，每穴1分钟；

4. 弹拨痉挛的肌肉2～3分钟；

5. 缓力拔伸摇转颈椎10～15次；

6. 小鱼际擦颈项1分钟；

7. 叩击肩背部1分钟。

重点提示

1. 落枕可因睡眠时头部姿势不良而发病，扭伤、受寒、肾虚都可引起颈项强痛；

2. 经常发生落枕的患者，睡卧时垫枕高低要适当，并注意颈项部的保暖；

3. 按摩治疗本病疗效迅速，但应注意手法力度宜轻柔，切忌施用强刺激手法，操作时随时注意患者表现；

4. 督脉、太阳经型配合按揉大椎、申脉穴，少阳经型配合按揉风池、肩井；

5. 对症状持续一周以上不缓解、反复落枕者，须做X线检查，以明确诊断。

第三节 急性腰扭伤

急性腰扭伤是腰部肌肉、筋膜、韧带等软组织因外力作用突然受到过度牵拉而引起的急性撕裂伤，常发生于搬抬重物、腰部肌肉强力收缩时。急性腰扭伤可使腰骶部肌肉的附着点、骨膜、筋膜和韧带等组织撕裂，俗称“闪腰岔气”，是腰痛疾病中最常见的一种。多发于青壮年体力劳动者，长期从事弯腰工作的人和平时缺乏锻炼、肌肉不发达者。按病情轻重不同一般可分为多种类型：骶棘肌和腰背筋膜的损伤，棘上、棘间韧带的损伤，滑膜嵌顿后关节紊乱等（具体详见相关教材）。

按摩疗法治疗本病及时，手法运用恰当，疗效显著；若治疗不当或失治，可致损伤加重而转变成慢性腰痛。治疗以疏筋通络，活血散瘀，消肿止痛为要。

操作流程（见视频3-3）

视频3-3

患者俯卧位，术者站于患侧：

1. 前臂揉背腰部3～5分钟；

2. 用拇指或肘尖揉按腰痛点、后溪、阿是穴、委中等穴，每穴1分钟；

3. 弹拨疼痛局部肌肉3～5分钟；

4. 用双手握住脚踝，腰部左右推晃10～20次，然后行抖腰法3～5次；

5. 直擦腰部两侧膀胱经约1分钟，横擦腰骶部约1分钟，均以透热为度；

6. 掌拍腰骶部1分钟。

重点提示

1. 卧床休息是最基本且有效的治疗。在硬板床上加1个10厘米厚的棉垫，保持自由体位，以不痛或疼痛减轻为宜。卧床一般应坚持3～7日左右，保证损伤组织充分修复，以免转变成慢性腰痛。

2. 病人经过手法治疗，腰部即觉松弛，根据病人受伤程度，可配合针灸、内服外敷中药；

3. 脊柱处疼痛配合点按水沟，脊旁疼痛配合点按手三里；

4. 一般治疗2～3天可取得良好效果，重症则2周左右，症状逐渐消失，治疗期间不能进行负重和腰部剧烈运动；

5. 缓解期应加强腰背肌功能锻炼，有助于巩固疗效；

6. 平时注意加强劳动保护，在做扛、抬、搬、提等重体力劳动时，应使用护腰带，以协助稳定腰部脊柱，增强腹压，增强肌肉工作效能。若在寒冷潮湿环境中工作后，应洗热水澡以祛除寒湿，消除疲劳，尽量避免弯腰性强迫姿势工作时间过长。

第四节 慢性腰痛

慢性腰痛又称“慢性腰肌劳损”“腰背肌筋膜炎”“功能性腰痛”等，属于中医“肾虚腰痛”范畴。主要指腰背部肌肉、筋膜、韧带等软组织的慢性损伤，导致局部无菌性炎症，从而引起腰背部一侧或两侧的弥漫性疼痛，是慢性腰腿痛中常见的疾病之一，多见于青壮年，常与职业和工作环境有一定关系。

按摩疗法治疗本病以疏筋通络，温经活血，解痉止痛为要。

操作流程（见视频3-4）

视频3-4

患者俯卧位，术者站于患侧：

1. 从上往下直推背部10次；
2. 掌揉背腰部3分钟；
3. 掌根在痛点周围按揉1～2分钟；
4. 按揉肾俞、大肠俞、阿是穴、委中等穴，每穴1分钟；
5. 直擦腰背两侧膀胱经1分钟，横擦腰骶部1分钟，均以透热为度；

6. 掌拍腰骶部1分钟。

重点提示

1. 宜睡硬板床，同时配合牵引及其他治疗，如湿热敷、熏洗等；

2. 寒湿腰痛配合按揉腰阳关，瘀血腰痛配合按揉膈俞，肾虚腰痛配合按揉大钟。病在督脉配合按揉后溪，病在足太阳经配合按揉申脉，腰椎病变配合按揉腰夹脊；

3. 注意姿势正确，尽可能变换体位，勿使过度疲劳，加强腰背肌肉锻炼，注意局部保暖；

4. 注意劳逸结合，对平素体虚、肾气亏损者可配合补益肝肾的中药治疗；

5. 按摩治疗本病有较好疗效，但关键是要消除致病因素，即改变原来的腰部超负荷现象，才能达到满意的治疗效果；

6. 经过几个疗程的治疗，如症状明显减轻，可减少操作次数至一半量，但仍须坚持，以巩固疗效，并防止复发。如遇腰痛急性发作，疼痛剧烈，可参照“急性腰扭伤”治疗。

第五节 肩周炎

肩关节周围炎是指肩关节及其周围的肌腱、韧带、腱鞘、滑囊等软组织的急、慢性损伤或退行性变，致局部产生无菌性炎症，从而引起肩部疼痛和功能障碍为主症的一种疾病，简称为肩周炎，又名“五十肩”“冻结肩”“漏肩风”等，属于中医“肩痹”范畴。该病以体力劳动者多见，女性略多于男性。发病部位在肩部筋肉，与手三阳、手太阴经密切相关。

按摩疗法治疗本病初期以疏筋通络，活血止痛为主；中期以松解粘连，滑利关节为主；后期以促进功能恢复为要。

操作流程（见视频3-5）

视频3-5

患者坐位，术者站于患侧：

1. 揉肩前部、三角肌部及肩后部约3分钟；
2. 点按阿是穴、肩髃、肩前、肩髎、肩贞等穴，每穴1分钟；

3. 弹拨粘连部位或痛点2分钟；

4. 肩关节摇法3分钟；

5. 捏拿肩部周围2分钟；

6. 搓揉肩部1分钟；

7. 抖上肢1分钟。

重点提示

1. 本病采用按摩治疗预后良好，一般功能均能恢复，且痊愈后很少复发；

2. 受凉常是肩周炎的诱发因素，因此，为了预防肩周炎，应重视保暖防寒，勿使肩部受凉；

3. 加强肩关节周围肌肉的锻炼可以预防和延缓肩周炎的发生和发展；

4. 初期应减少活动量以免炎性渗出增多，中、后期应主动行功能锻炼；

5. 手阳明经型配合点按三间，手少阳经型配合点按中渚，手太阳经型配合点按后溪，手太阴经型配合点按列缺。

第六节　膝关节炎

膝关节炎又称“增生性膝关节炎”“膝骨关节病”等，属中医“骨痹“范畴。是一种以退行性关节软骨的变性、破坏及骨质增生为特征的慢性关节疾病，多见于中老年人，属增龄性病患。其主要病变是关节软骨的破坏及关节边缘的骨赘形成，以关节疼痛、僵硬、活动受限、活动时可有摩擦响声为特征。

按摩疗法治疗本病以疏筋通络，活血止痛，滑利关节为要。

操作流程（见视频3–6）

患者仰卧位，术者站于患侧：

1. 以膝关节为止点，分别沿大腿和小腿推下肢2分钟；
2. 捏拿大腿前侧、小腿后侧2～3分钟；
3. 按揉膝眼、血海、阴陵泉、梁丘、阳陵泉、足三里，每穴1分钟；

视频3–6

4. 弹拨股四头肌肌腱、小腿腓肠肌各3～5次；

5. 抱搓膝关节1分钟。

患者俯卧位，术者站于患侧；

1. 点按委中穴、承山穴，每穴1分钟；

2. 伸屈关节，摇动关节10～15次。

重点提示

1. 对于早中期膝骨性关节炎患者，按摩治疗效果显著；

2. 平时可以适当锻炼，如骑自行车，游泳，增加关节的活动度，忌爬山、爬楼梯；

3. 注意患膝保暖，可佩戴护膝予以保护；

4. 重度的膝关节炎以膝关节表面置换为主，将膝关节表面磨损坏死的骨质切除，更换具有同样功能的人工膝关节假体，同时去除增生的骨刺和关节内的游离体，恢复关节的活动。

第七节 感冒

感冒在中医范畴里是指风邪侵袭人体而引起的以头痛鼻塞、流涕、发热等为主症的一种病证，在人们生活中极其常见。从中医角度来讲，这个疾病的发生是因为人体抵抗力不足，风邪病毒侵袭呼吸系统导致的，现代医学的普通感冒等可归于本病证。根据病人病因的不同，表现的症状可主要分为两类：风寒感冒、风热感冒（具体详见相关教材）。

按摩疗法治疗本病以疏筋通络，祛风解表为要。风寒感冒应辛温解表，疏风散寒，风热感冒应辛凉解表，疏风泄热。

操作流程（见视频3-7）

患者坐位，术者站于患者身侧：

1. 双手拇指自下而上由印堂推至前发际，再分推前额、眼眶，按揉太阳穴，各10~20次；

2. 由上而下拿颈项，反复5~10次；

视频3-7

3. 按揉风池、风府、大杼、风门、肺俞等穴，每穴1分钟；

4. 五指指腹自前额经头顶向后至后枕部做拿五经，反复5～8次；

5. 拿肩井1分钟；

患者俯位，术者站于患者身侧

1. 用小鱼际或手掌直擦背部督脉及膀胱经，以透热为度。

重点提示

1. 患者可根据年龄和体制的差异，进行适当的体育锻炼，以增强体质；平时天气变化时应及时增添衣物，注意保暖；

2. 有发热时注意休息，多饮热水；

3. 饮食宜清淡，忌油腻、鱼腥等物；

4. 流行性感冒，因其流行快、症状重，宜隔离观察治疗，不在本节讨论范畴之内。

第八节 胃脘痛

胃脘痛又称“胃痛”，指以上腹部近歧骨处发生疼痛为主症的一种胃肠病证，常因饮食不节或精神刺激而发病。本病在脾胃肠病中最为多见，中老年人群中发病率较高。西医学的急慢性胃炎、胃十二指肠溃疡，及胃神经官能症、胃下垂、胃黏膜脱垂、胃痉挛等消化道疾患出现胃痛临床症状者，均可归于本病症，按摩治疗以理气止痛为要。

操作流程（见视频3-8）

患者仰卧位，术者站于患者身侧：

1. 指推法沿腹部任脉由中脘推至气海5～10次；
2. 掌摩胃脘部3～5分钟；
3. 拇指或中指揉按中脘、梁门、足三里，每穴1分钟；

视频3-8

患者俯卧位，术者站于患者身侧：

1. 指推背部膀胱经，由上往下5–10次；
2. 按揉膈俞、肝俞、脾俞、胃俞、三焦俞，每穴1分钟；
3. 直擦背部膀胱经1分钟；

患者坐位，术者站于患者身侧：

1. 按揉合谷、内关、手三里，每穴1分钟；
2. 搓法搓上肢及季肋部，2–3次。

重点提示

1. 按摩治疗对功能紊乱胃痛效果较好，对严重器质性病变疗效不佳，如患者上消化道出血或胃脘部出现肌肉紧张者禁用手法治疗。

2. 患者需保持心情舒畅，饮食以清淡为主，烹调宜用蒸、煮、熬、烩，少吃坚硬、粗糙的食物，切忌暴饮暴食。

3. 每日餐食要定时定量以减轻脾胃的负担，忌食生冷，宜软、温、暖，进食时不急不躁，充分咀嚼食物。

4. 加强胃部保健功法的锻炼，以增强脾胃消化功能。

5. 寒邪犯胃型胃痛重点揉按脾俞、胃俞；饮食阻滞型则重点揉按中脘、天枢，配合顺时针按摩腹部；由于情志因素引起的肝气犯胃型则配合揉按两侧章门、期门；伴有脾胃虚寒症状者可配合揉按气海、关元，重点擦背部背俞穴。

第九节　便秘

便秘，是指大便干结排出困难或排便间隔时间延长，以及虽有便意，但排便仍艰涩不畅的一种病证。西医学中的功能性便秘，药物性便秘，以及肠易激综合征、直肠或肛门疾病所致之便秘等，均可参照本节辨证论治。按摩治疗以和肠通便、调理气机为主。

操作流程（见视频3-9）

视频3-9

患者仰卧位，术者站于患者身侧：

1. 掌揉全腹部1分钟；
2. 掌摩脐周部8～10分钟；
3. 揉按中脘、天枢、大横、气海、关元，每穴1分钟；
4. 揉按合谷、支沟、曲池、足三里、下巨虚，每穴2分钟；

患者俯卧位，术者站于患者身侧：

1. 指推背部膀胱经，由上往下3～5次；

2. 揉按脾俞、胃俞、大肠俞、肾俞、关元俞、长强，每穴1分钟。

重点提示

1. 按摩治疗便秘是一种疗效显著的方法，也可以指导患者自行在腹部进行摩、揉等操作。

2. 平日养成定时如厕排便的习惯，并保持精神舒畅，增加体力活动，注重饮食调节。

3. 气血亏损者可配合擦胸腹部及腰骶部，以局部透热为度；若为阴寒凝结引起的腹部冷痛则重点按揉脾俞、肾俞、胃俞、大肠俞，配合擦脘腹部及腰骶部；胃肠燥热者可以指摩天枢、大横、气海、关元，配合小鱼际擦八髎，重点揉按支沟；肝气郁滞者可以指摩膻中、期门、章门，配合揉按肝俞、膈俞，搓擦两胁部。

第十节 眩晕

眩晕是目眩与头晕的总称，是临床常见症状，可单独出现也可伴有其他症状。眩为眼花，视物模糊；晕为头晕，如坐车船，旋转不定。轻者闭目可止，重者可伴见恶心、呕吐、汗出等症状。眩晕可见于诸多疾病，如高血压、低血压、梅尼埃病、脑动脉硬化症、神经官能症等。凡以眩晕为主症者，均可参考本节辨证论治。

操作流程（见视频3–10）

患者坐位，术者站于患者身前：

1. 双手拇指自下而上由印堂推至前发际，再从印堂向两侧沿眉弓推至太阳，各10～20次；

视频3–10

2. 按揉印堂、太阳、攒竹、鱼腰、睛明、四白，每穴1分钟；
3. 拇指按揉百会2分钟；

患者坐位，术者站于患者身侧：

4. 五指指腹自前额经头顶向后至后枕部做拿五经，5～10次；

5. 按揉内关、神门，每穴1分钟；

6. 拿法拿合谷，2～3分钟 。

重点提示

1. 治疗本病手法宜轻柔，避免强刺激，尤其是头面部操作时，不要使患者的头部前后左右晃动，以免加重眩晕之不适。

2. 戒烟酒，忌喝咖啡、浓茶等饮料，注意调养情志，避免过度劳累。

3. 眩晕患者若出现头胀痛急躁易怒可以拇指按揉角孙、肾俞、太冲、行间；有头重如蒙，体倦不欲饮食者可以拇指按揉足三里、丰隆；神疲懒言，气短声低着可按揉中脘、气海、关元；如有精神萎靡、腰膝酸软、耳鸣健忘，偏肾阴虚者重点按揉角孙、太冲、行间，偏肾阳虚者重点按揉气海、关元，以腹部温热为度。

第十一节 头痛

头痛是临床常见症状，可单独出现也可为其他疾病伴随症状，常由外感或内伤，致使脉络拘急失养，清窍不利引起的以头部疼痛为主要临床表现的一类病症。西医学中的偏头痛，还有国际上新分类的周期性偏头痛、紧张性头痛、丛集性头痛及慢性阵发性偏头痛等，凡符合头痛证候特征者均可参考本辨证论治。

操作流程（见视频3-11）

视频3-11

患者坐位，术者站于患者身前：

1. 双手拇指自下而上由印堂推至前发际，再从印堂向两侧沿眉弓推至太阳，各10～20次；
2. 揉按阿是穴、太阳、印堂、头维、百会、四神聪，每穴1分钟；
3. 掌根推颈项、肩部10次；
4. 拇指指腹沿督脉由风府推至大椎10次；
5. 揉按率谷、后顶、风府、风池、天柱，每穴1分钟；

6. 拿风池、颈项、肩井1～2分钟；

7. 五指指腹自前额经头顶向后至后枕部做拿五经，5～10次；

8. 指尖击头部，1分钟。

重点提示

1. 头痛的急性发作期，疏导劝慰患者情绪避免波动，在头痛缓解后应注意情志、饮食及寒温等的调护，以防复发。

2. 出现头痛时要辨清其病因以便更好地对症治疗。风寒头痛者配合揉按肺俞、风门，直擦背部膀胱经；风热头痛者重点揉按大椎、肺俞、风门、曲池、合谷；风湿头痛者重按太阳、头维、大椎、曲池；肝阳头痛者配合自上而下推桥弓，两侧交替进行30次；痰浊头痛者重点揉按脾俞、胃俞、足三里、丰隆；血虚头痛者配合揉按心俞、膈俞、血海、足三里、三阴交；肾虚头痛者揉按肾俞、命门、气海俞、关元俞、八髎；瘀血头痛者配合按揉合谷、血海、太冲，擦前额部透热为度；如遇头痛剧烈，或进行性加重，或伴有恶心、呕吐者须进一步检查。

3. 外感头痛须注意避风寒适当休息，肝阳头痛应测量血压，需注意血压的波动对心脏的影响，血虚头痛和肾虚头痛注意节制房事。

4. 饮食宜清淡，勿食炸烤辛辣的厚味食物，以防生热助火，同时限制烟酒，进行适当的体育锻炼。

第十二节　失眠

失眠，是指难以入睡，或睡中易醒，醒后不能再睡，或时睡时醒，甚或彻夜不能入眠，以经常不能获得正常睡眠为特征的一种病症，又称“不得眠”“目不瞑”“不寐”。其原因复杂多样，包括外界自然社会环境、自身身体精神情绪原因等。西医学中神经官能症、更年期综合征等以失眠为主要临床表现时可参考本节内容辨证论治。

操作流程（见视频3-12）

患者端坐位，术者站于患者身前：

1. 双手拇指自下而上由印堂推至前发际，再从印堂向两侧沿眉弓推至太阳，各10～20次；
2. 按揉印堂、百会、四神聪、安眠，每穴1分钟；
3. 五指指腹自前额经头顶向后至后枕部做拿五经，5～10次；
4. 拿法拿风池、肩井，各1分钟；

视频3-12

患者仰卧位，术者站于患者身侧：

1. 掌摩全腹部，顺逆时针各半，5～10分钟；

2. 按揉中脘、气海、关元，每穴1分钟。

重点提示

1. 本病多由情志因素引起，精神治疗极为重要。

2. 生活要有规律，早睡早起，平日进行适当的体育锻炼。

3. 临睡前不做激烈、紧张的活动，忌喝咖啡、浓茶等饮料，可适当饮用热牛奶助睡眠。

4. 避免睡前情绪波动，保持情绪平和稳定。

5. 失眠患者出现心脾两虚证候者，重点揉按背部背俞穴，配合直擦背部膀胱经；伴有五心烦热、阴虚火旺症状者，配合掌擦命门、涌泉；痰热内扰者可揉按中脘、足三里、丰隆、脾俞、胃俞；情志不畅、肝郁化火者重点揉按肝俞、太冲，配合搓擦两侧胁部。

第十三节 痛经

痛经，亦称“经行腹痛”，是妇女在经期或行经前后，在小腹及腰部出现周期性疼痛，甚则剧痛难忍的一种病症，常可伴有面色苍白，头面冷汗淋漓，手足厥冷，泛恶呕吐，并可出现全身不适、严重影响日常生活者。是妇科常见病和多发病，尤以未婚女青年及月经初期少女较多见，反复性大，治疗棘手。如仅感小腹或腰部轻微胀痛不适，属正常生理现象。痛经可分为原发性痛经和继发性痛经，按摩治疗原发性痛经效果较好。

操作流程（见视频3-13）

患者仰卧位，术者站于患者身侧：

1. 掌摩小腹部，顺逆时针各半，5 ~ 10分钟；

视频3-12

2. 按揉气海、关元、中极，每穴2分钟；

3. 按揉合谷、阴陵泉、地机、三阴交，每穴1分钟；

患者俯卧位，术者站于患者身侧：

1. 揉按命门、肾俞、十七椎、次髎，每穴2分钟；

2. 小鱼际擦八髎1～2分钟，透热为宜。

重点提示

1. 生活中注意保暖休息，保证膳食营养均衡，忌食寒凉生冷之品。

2. 保持心情舒畅，尽量避免暴怒、抑郁。

3. 注意经期卫生，经期禁止房事。

4. 经色紫黯有块者配合揉按章门、期门、膈俞、肝俞；若小腹冷痛，得热痛减，可重点揉按血海、三阴交，配合直擦背部督脉，横擦肾俞、命门；若伴有少气乏力、面色少华，重点按揉脾俞、胃俞、足三里；若伴有腰膝酸软，重点按揉照海、太溪、肝俞、肾俞、涌泉。

5. 按摩治疗痛经疗效是肯定的，治疗时间一般是在月经来潮前1周，治疗2次，6次为一个疗程，需连续坚持治疗3个月。